Edgar Raschenberger

Was gesunde Beine brauchen

- Krampfadern: Irrtümer & Mythen
- Trend Kompressionsbekleidung
- Tatort Wirbelsäule

www.gesunde-beine.info
visit me on facebook

Fotografiert von Thomas Maria Laimgruber

UEBERREUTER

ISBN 978-3-8000-7460-0

Alle Rechte vorbehalten. Das Werk darf – auch teilweise –
nur mit Genehmigung des Verlages wiedergegeben werden.
Covergestaltung: Claudia Stockinger, www.claudiastockinger.at
Coverfoto, Fotos: Thomas Maria Laimgruber; www.laimgruber.com
Layout: Ursula Kothgasser, www.koco.at
Copyright © 2010 by Verlag Carl Ueberreuter, Wien
Gedruckt in Österreich bei Ueberreuter Print
7 6 5 4 3 2 1

Ueberreuter im Internet: www.ueberreuter.at

INHALT

1 Wie kann man nur auf die Idee kommen? 5
2 Irrtümer, Mythen, Glaubensbekenntnisse 13
3 Gesundheit oder Krankheit? 23
4 Schöne Beine oder gesunde Beine? 31
5 Gesundheit steht auf 5 Säulen 37
6 Schwaches oder starkes Bindegewebe? 49
7 Alt werden oder alt werden? 57
8 Venen, Gelenke und Wirbelsäule 67
9 Gesunde Wärme kann doch nicht krank machen! 81
10 Gehen wie auf Wolken 95
11 Der Trend zur Kompressionsbekleidung 107
12 Familie, Beruf, Freizeit – was uns Beine macht 117
13 Ernährung, Bewegung und Regeneration 127
14 Krampfadern oder makellose Beine? 137
15 Meine Frau und ich werden 120 151

Über den Autor 160
Kontaktadressen 160
Literaturhinweise 160

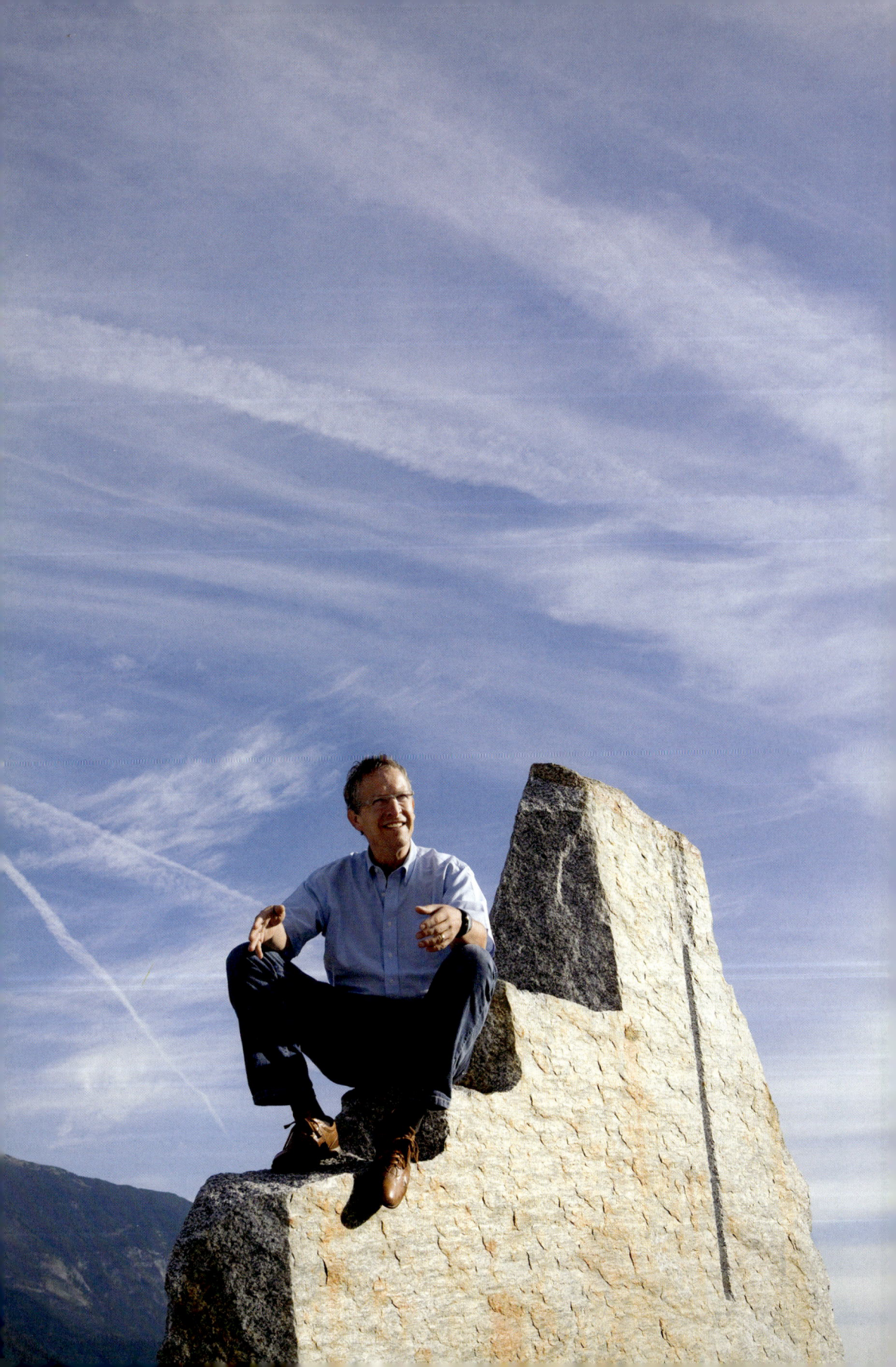

Kapitel 1

WIE KANN MAN NUR AUF DIE IDEE KOMMEN?

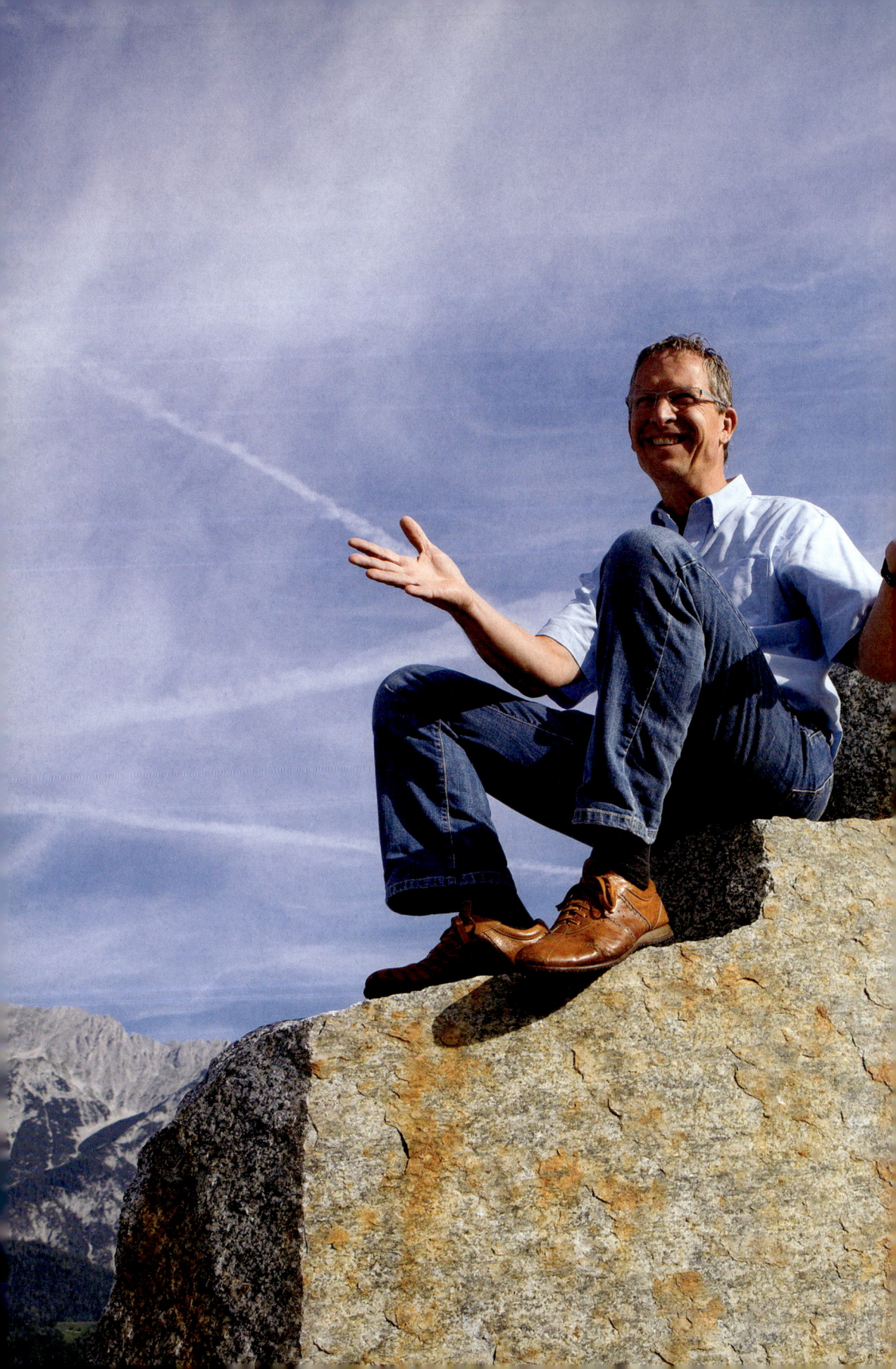

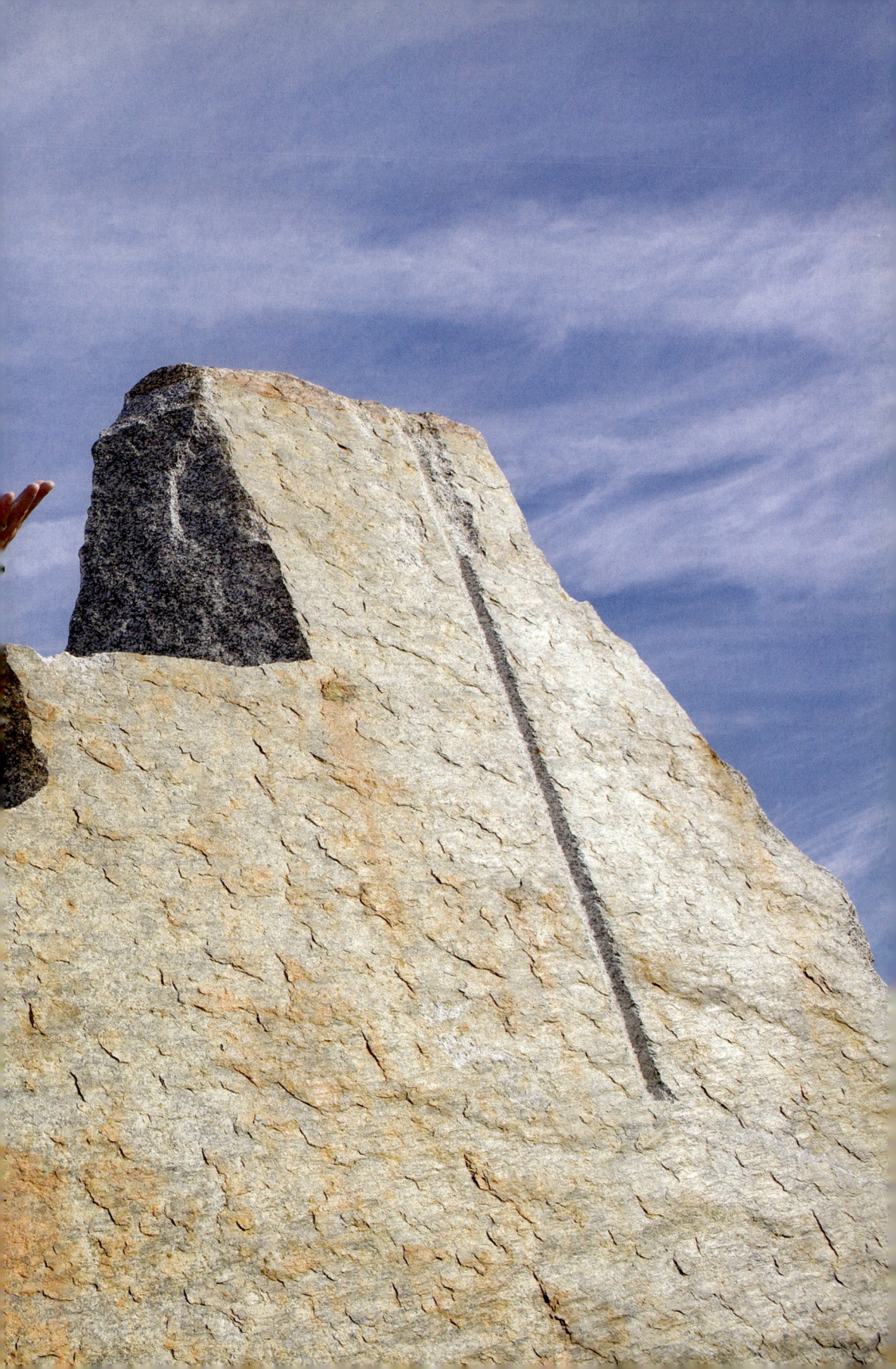

WIE KANN MAN NUR AUF DIE IDEE KOMMEN?

Es war einmal vor vielen Jahren, da fragte mich eine Freundin, ob ich nicht ihre Krampfadern *reparieren* könne – aber so, meinte sie, dass ihre Beine wieder richtig gut aussehen würden! Damals fühlte ich mich ernsthaft herausgefordert. Ich war bereits seit über zehn Jahren als Chirurg und Gefäßchirurg tätig, aber diese Verantwortung, ein makelloses Ergebnis erzielen zu müssen, wusste ich nicht zu übernehmen. Es war der Beginn einer neuen Ära, der Auslöser für eine Vision.

Ebenfalls vor mehr als zehn Jahren wurde ich von einem Freund auf das Buch »Der 6. Kondratieff – Megamarkt Gesundheit« (Leo A. Nefiodow) angesprochen, und ich stellte mir die Frage, was der Autor uns damit für die nächsten 50 Jahre vorhersagen möchte, denn noch mehr und noch teurere Medizin oder noch mehr Wellness-Tempel konnte ich mir nicht als Weltwirtschaftsmotor vorstellen. Ich war aber in die Zukunfts- und Trendforschung eingedrungen und begann mich mit den Themen intensiv zu beschäftigen. Inzwischen sind wir in einer von mir gegründeten Denkergruppe, dem »Club of Health«, schon um viele Erkenntnisse weiter gekommen und dieser »Neuen Gesundheit« näher gerückt.

Unsere Beine leisten täglich unglaubliche Arbeit, zum einen, weil sie unseren Körper tragen, ausbalancieren müssen, und zum anderen, weil sie in aufrechter Körperhaltung selbst immer der Erdanziehungskraft ausgesetzt sind. Täglich werden viele Hundert Liter Blut durch die Beine transportiert, die viele Stunden des Tages gegen die Gravitation wieder zum Rumpf und zum Herzen zurückgeleitet werden müssen – Arbeit, die sich am Ende eines Tages bei vielen Menschen durch Schwellung, Schweregefühl, Müdigkeit oder, nicht selten, auch als Schmerzen bemerkbar macht.

Hier stellt sich die Frage, ob Mutter Natur nicht einen Fehler begangen hat, als sie für uns den aufrechten Gang vorsah. Dennoch ist anzunehmen, dass sie uns dabei mehr Vor- als Nachteile bieten wollte, so zum Beispiel den schönen Weitblick, den wir durch die aufrechte Haltung über unsere Welt bekommen. Und das abendliche Zubettgehen, die Entspannung, das Entwässern der Beine, die Regeneration des Organismus sind Annehmlich-

WIE KANN MAN NUR AUF DIE IDEE KOMMEN?

keiten, geben neue Kraft und lassen jeden Tag zu einem neuen Erlebnis werden, wenn man es zu genießen weiß.

Die vergangenen Jahrzehnte standen in den zivilisierten Ländern im Zeichen einer zunehmenden Herausforderung für Mensch und Familie. Das Alltagsleben erfährt täglich eine merkbare Beschleunigung, es verwundert also nicht, dass sich die Menschen nach Entschleunigung und mehr Kontrolle über Geist und Körper sehnen.

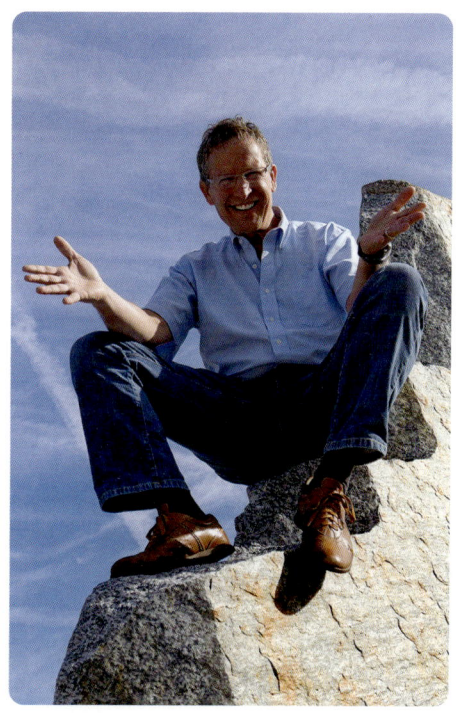

Dennoch, will man den Trendforschern glauben – und sie hatten bisher fast immer recht –, so wird in der westlichen Gesellschaft das Leben in naher Zukunft noch um vieles schneller sein, und zwar in Dimensionen, die für die meisten Menschen derzeit nicht annähernd vorstellbar sind. Umso mehr sind wir aufgerufen – vor allem jene, die diese Gedanken schon leben können –, in die Zukunft zu blicken und die Vorzeichen der Veränderung zu sehen. Ganz besonders unsere geistig-seelischen Potenziale werden gefragt sein; vor allem mentale Trainingsmethoden – wie wir sie aus dem Leistungssport kennen – werden durch Steigerung der Effizienz unserer Hirnleistungen hilfreiche Unterstützung bei der Bewältigung künftiger Aufgaben erbringen. Hirnforscher behaupten ja, dass wir Menschen unser Potenzial nur zu einem geringen Teil ausschöpfen und wesentlich mehr möglich wäre, ohne dass man sich dafür mehr anstrengen müsste. Die Lösung der Zukunft liegt also in der Ökonomie – und nicht im Zeitaufwand!

Was schließen wir daraus? Die Optimierung von Gesundheit, die Steigerung unserer allumfassenden Fitness, die **5 Säulen der Gesundheit** wer-

WIE KANN MAN NUR AUF DIE IDEE KOMMEN?

den in Hinkunft gefragt sein. Und das betrifft natürlich auch die Beine! Sie tragen uns durchs Leben, sie müssen lange Jahre viele Kilo mit sich herumschleppen, sie werden jeden Tag viele Stunden lang strapaziert. Zu den **5 Säulen** gehören: mentale Hygiene, Ernährung, Bewegung, Regeneration und Umfeldgestaltung. (Siehe dazu auch das Buch »Diät macht dick«, das diesbezügliche Irrtümer und gesellschaftliche Kontroversen aufzeigt.)

Warum aber ein ganzes Buch zum Thema Beine?
Unsere Beine sind dynamisches Fortbewegungsmittel, geballte Kraft, Werkzeug für Rhythmus und Schwung, Ausdruck von Erotik und Eleganz. Doch durch die zunehmende Entmobilisierung unserer Körperteile, die Verlagerung der Bewegung auf Maschinen wie Auto, Fahrstuhl oder Rolltreppe, begannen unsere Beine unter Bewegungsarmut zu leiden, zahlreiche degenerative Erkrankungen, auch als Alterskrankheiten bezeichnet, begannen sich breitzumachen und stellen heute einen großen Anteil der Kosten für die sozialen Systeme dar. Es darf also nicht überraschen, dass die Steuergelder der Industriestaaten dafür nicht mehr ausreichen und die Politiker zu drastischen Sparmaßnahmen greifen, die den mündigen Bürger schon bald zu mehr Selbstverantwortung und Gesundheitsbewusstsein animieren werden. Der aufmerksame Leser wird bereits jetzt erkennen, was die Trendforscher als den »6. Kondratieff« ansehen: Gesundheit wird das größte Bedürfnis der nächsten Jahrzehnte werden, dabei ist Gesundheit nicht zu verwechseln mit Nicht-Kranksein; Gesundheit als Antwort auf die Probleme, die wir zu lösen haben, ist eine allumfassende Fitness, und die ist nicht Arztsache, denn Ärzte sind Experten auf dem Gebiet der Krankheiten, wenn auch viele Ärzte, so wie ich, sich in den nächsten Jahren gemeinsam mit zahlreichen anderen Berufsgruppen dem Thema »Neue Gesundheit« widmen werden. Eines weiß ich jedenfalls ganz sicher: Es wird sehr, sehr spannend!

Spannend ist schon allein die Einsicht vieler Menschen, dass sie sich über Jahrzehnte zu wenig um sich selbst gekümmert haben, dass sie diese Aufgabe anderen Menschen überlassen haben und dass sie in den nächsten Jahren verstehen lernen müssen, so manches Versäumnis leidvoll zu akzep-

WIE KANN MAN NUR AUF DIE IDEE KOMMEN?

tieren. Wie alles beginnt auch die Gesundheit im Kopf. Unser Gehirn ist die Schaltzentrale jeglichen Handelns, jeglicher Aktion, die wir setzen. Doch unser Gehirn wird nicht nur vom Verstand gesteuert, vielmehr sind es das Unterbewusstsein, die frühkindlichen Programmierungen, die uns durchs Leben lenken und die viel schneller reagieren als der Verstand. Die wertvollste Erkenntnis ist, zu wissen, dass man Dinge (frühzeitig, vorzeitig, rechtzeitig) erkennen kann und darf. Daher die gute Nachricht vorweg: Die Zukunft verspricht die weit besseren Lösungen, als sie sich in der Vergangenheit boten. Der moderne, zukunftsorientierte, gesundheitsbewusste Bürger hatte noch nie so gute Chancen, sein Leben so sicher in die Hand zu nehmen, wie es heute und in den nächsten Jahrzehnten möglich sein wird! Hier dürfen wir mit Faszination und großer Zuversicht in eine vielversprechende Zukunft blicken.

Der Zug fährt bereits – die Klugen springen jetzt auf.

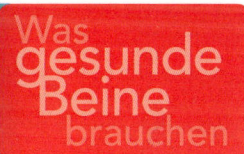

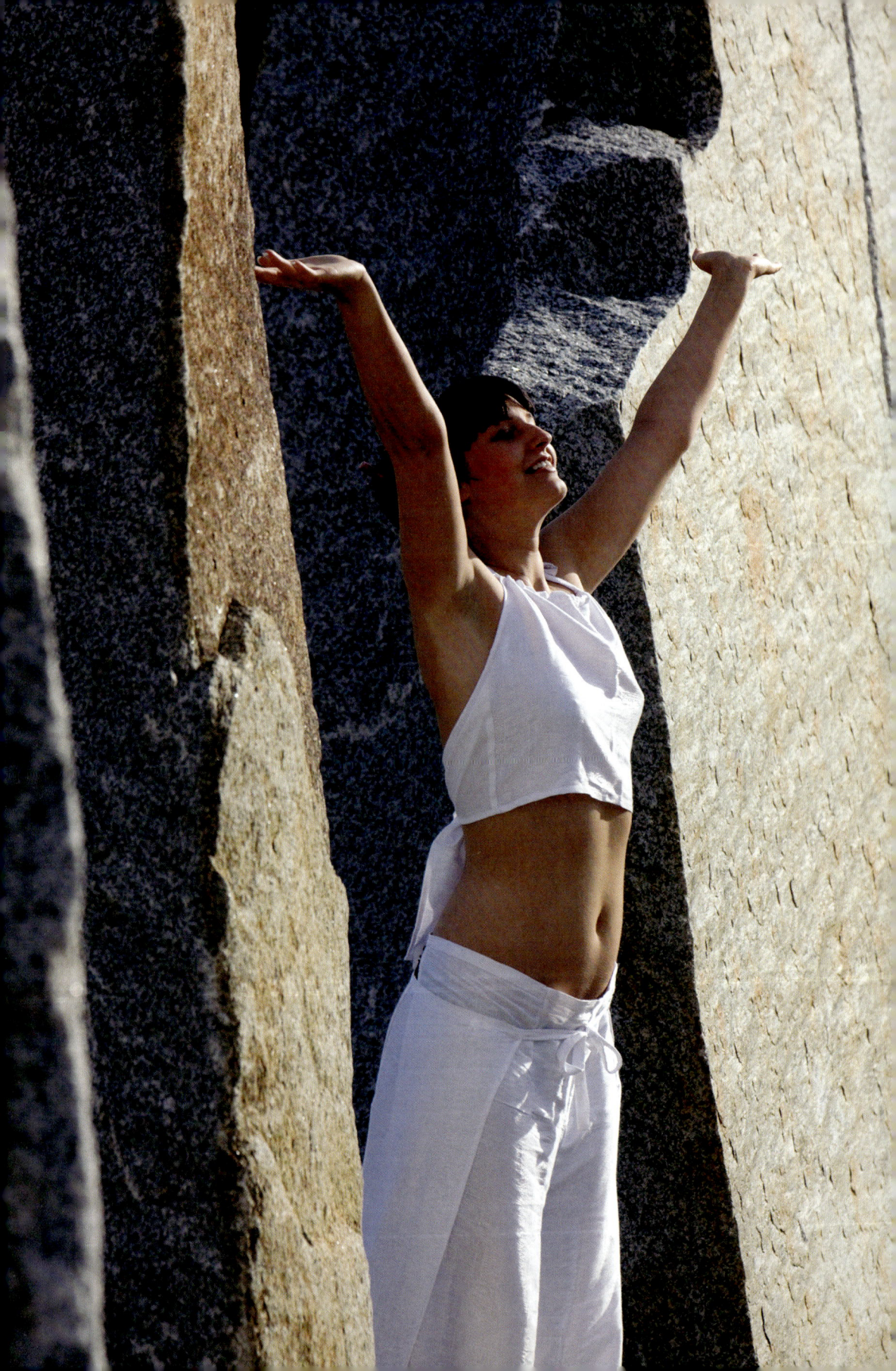

Kapitel 2

IRRTÜMER, MYTHEN, GLAUBENSBEKENNTNISSE

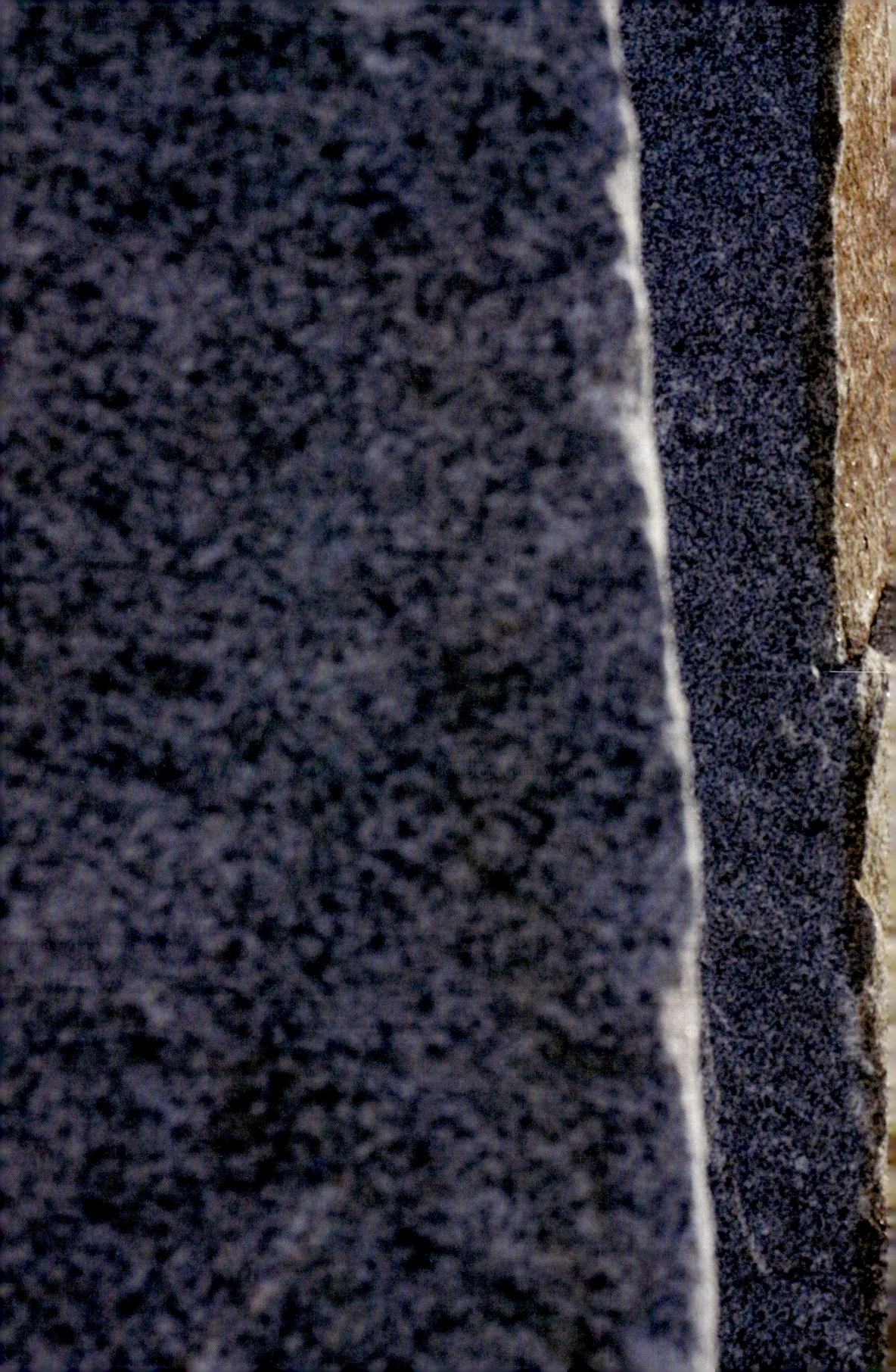

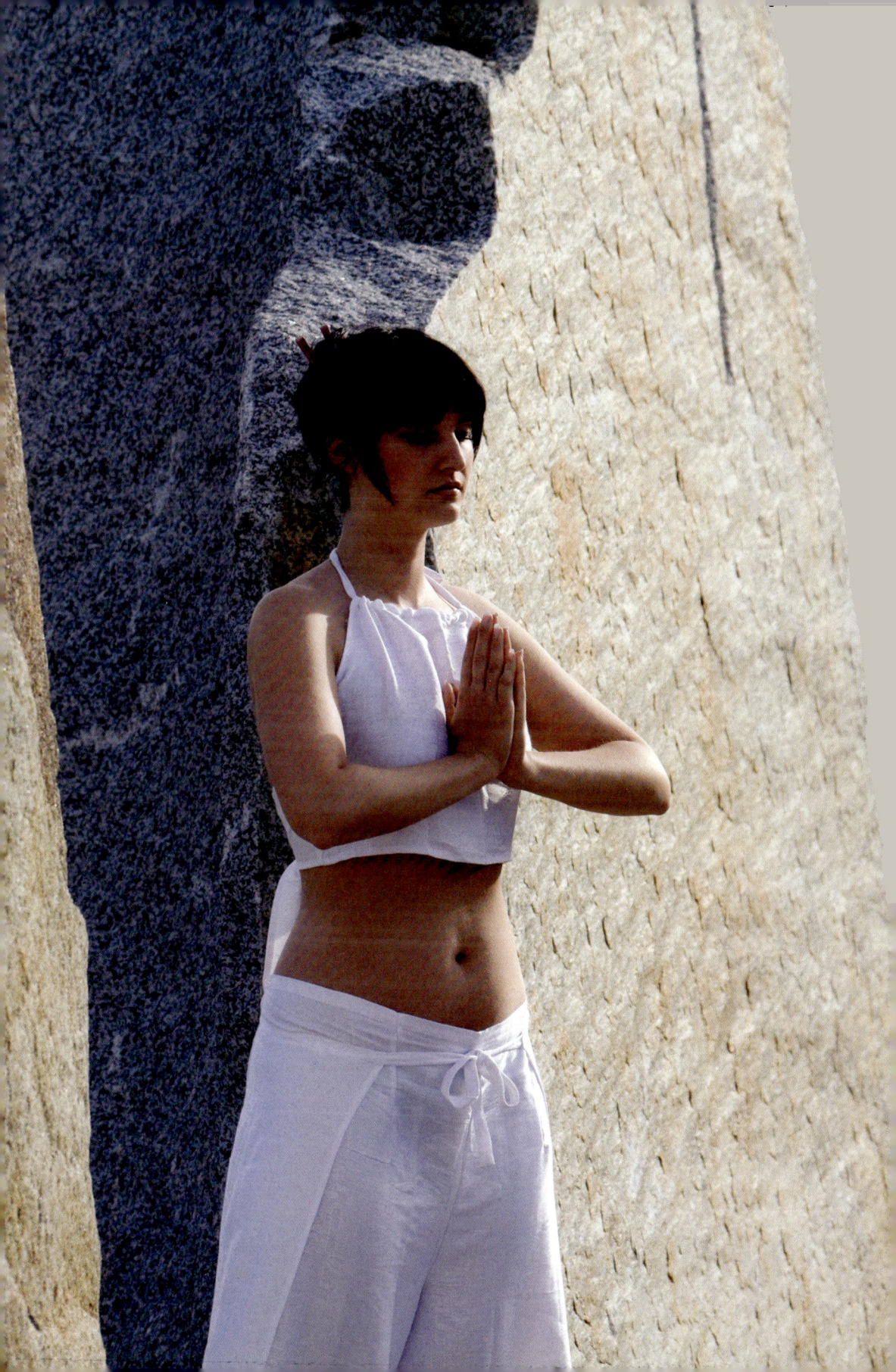

IRRTÜMER, MYTHEN, GLAUBENSBEKENNTNISSE

Gehen wir einmal davon aus, dass wir prinzipiell einem Irrtum unterliegen. Eine solche Geisteshaltung hat den großen Vorteil, nie enttäuscht sein zu müssen, wenn die Erkenntnisse später ein anderes Resultat bringen. Schenkt man jeder Erfahrung von vornherein vollen Glauben, ohne ein Kontrollsystem dazuzuschalten, wird wohl ein großer Teil der Erkenntnisse später revidiert werden müssen, und die Zeit bis dahin ist gekennzeichnet von schmerzlichen Erfahrungen, die nie wieder rückgängig gemacht werden können.

Die Kritiker werden nun sagen: »Mit so viel Skepsis lässt sich aber nicht gut leben, wo bleibt da die Gesundheit?« Hier können wir sehen, wie es um unsere Persönlichkeitsentwicklung steht, inwieweit wir imstande sind, das Gute vom Bösen, das Helle vom Dunklen zu unterscheiden. Und vor allem – Skepsis ist nicht gleich Skepsis: Der gesunde Skeptiker hinterfragt so lange, bis er jeden Argumentationsinhalt in seinen Erfahrungsschatz eingebaut hat und er sich im Nachhinein keine Vorwürfe machen muss. Der krankhafte Skeptiker redet anderen ihre Thesen und Ideen aus, ohne je deren Vorteile für sich selbst abgefragt zu haben – er bleibt oberflächlich.

Ich habe immer wieder die Feststellung machen müssen, dass viele Menschen irgendwelche Theorien aufschnappen, sie ungeprüft nachplappern und sich selbst in die missliche Situation bringen, in diesem Irrtum Jahre, wenn nicht Jahrzehnte zu verharren und all ihr Handeln auf diesem Irrtum aufzubauen. Wird ein solcher Irrtum zur Volksmeinung, spreche ich von Mythos, werden eigene Theorien und Handlungen daran geknüpft, spreche ich von Glaubensbekenntnis. Meine Tätigkeit über ein Vierteljahrhundert als Arzt, Chirurg, Therapeut, Trainer, Zuhörer, Seelentröster und Berater hat mir gezeigt, hier braucht es für die Zukunft neue Ansätze, um auf dem Weg zur Gesundheit sicher unterwegs sein zu können – denn unser Denken steuert unseren Weg!

Wie jeder andere habe auch ich zunächst im Laufe meiner Berufsausbildung mit Eifer die Neuigkeiten aufgesogen, war stolz auf das erworbene Wissen und begann voller Begeisterung, es meinen Freunden und Bekann-

IRRTÜMER, MYTHEN, GLAUBENSBEKENNTNISSE

ten zu erzählen. Alles Neue war »richtig«, alles war unumstößlich, es gab eine (Lehr)Meinung, und ich dachte, jeder andere würde auch so denken. Doch die Jahre der praktischen Erfahrung lehrten mich zusehends, dieses Bild zu modifizieren, denn schon bald wurde mir klar: Wohin ich auch kam, jeder vertrat irgendwie eine andere Meinung. Gab es am Anfang vielleicht noch eine kollektive Meinung, so wurde ich im Zuge genauerer Recherchen stets davon überzeugt, dass kein Arzt seine Meinung mit einem anderen teilen wollte, kein Lehrer die gleiche Meinung wie ein anderer hatte, Rechtsanwälte und Richter jeweils andere Meinungen vertraten, weshalb ich schließlich zum Schluss kam, dass auch ich eine eigene habe muss. Diese Meinung verbreite ich auf den nächsten Seiten zum Thema Beine, Gesundheit und Krankheit, Schönheit und Mode, Trend und Flop, vielleicht mit der Besonderheit, sie kritisch sondiert und hinterfragt, wissenschaftlich unterlegt, in jedem Fall aber mit einfachen Vergleichen für »Otto Normaldenker« aufbereitet zu haben.

Ein erstes Beispiel: Das Übereinanderschlagen der Beine, heißt es, sei ungesund. Interessant! Ich denke, dass es keine Kultur auf diesem Erdball gibt, wo die Menschen ihre Beine, so wie ihre Arme und Finger, nicht verschränken. Für die Frau im kurzen Rock gilt es in unserer Kultur als Anstandsmerkmal, und das ist allemal weniger verspannend als die Knie angestrengt aneinanderzupressen. Trägt sie Jeans, dürfen die Knie gerne mal ein wenig auseinanderfallen, doch das Übereinanderschlagen der Beine macht auch mit Hosen Spaß; beobachtet man Menschen in Sitzungssälen, Talkshows, zu Hause auf dem Sofa oder im Kino – die Körperhaltung ist immer und überall anzutreffen. Auch der Blick auf andere Kulturen lässt den Schluss zu, dass ein Verschränken der Beine, der Arme, der Finger bis hin zum Yogasitz seine Daseinsberechtigung hat. Warum dann in dem Irrtum leben, es sei ungesund?

Auch für die Behauptung, Blutgefäße würden abgedrückt und der Blutstrom in den Beinen behindert, konnte ich keinen nachprüfbaren Beweis finden. Es gibt aber zumindest einen Zusammenhang zwischen Taubheitsgefühl beziehungsweise Schmerz und längerem Sitzen in derselben Körperhaltung. Aber auch diese Empfindungen sind ohne Relevanz, sie sind

IRRTÜMER, MYTHEN, GLAUBENSBEKENNTNISSE

vergleichbar mit vielen anderen Stellungen unserer Körperteile zueinander, die von Zeit zu Zeit wegen auftretender Missempfindungen verändert werden müssen. Warum schlagen wir denn die Beine, die Arme so gern übereinander?

Wir gingen dieser Frage nach und wurden rasch fündig: Langes Sitzen auf Stühlen oder langes Stehen belastet unsere Beine, das venöse Blut aus Fuß und Unterschenkel muss einen langen Weg gegen die Erdanziehungskraft (Gravitation) zurücklegen. Also verkürzen wir Menschen diese Wegstrecke, um unseren Beinen die Arbeit zu erleichtern. Wir stellen, an der Bar stehend, ein Bein auf die Fußleiste oder legen im Sitzen die Beine auf einen gegenüberstehenden Stuhl, setzen uns mit Lustempfinden in einen Fauteuil mit hoher Fußablage und genießen es, uns zu später Stunde ins Bett zu legen und die Beine zu entlasten. Untertags legen wir das müdere Bein über das weniger belastete und sorgen für eine vorübergehend erholsame Körperhaltung – wir verschränken die Beine, so wie wir es mit den Armen tun, wenn sie müde oder angespannt sind. Nach langen Tagen verschränken wir gern die Finger und legen die Hände in den Nacken, damit das Blut leichter aus den Armen zurück zum Herzen fließen kann – durch die Höherlagerung der Unterarme erleichtert das Verschränken der Arme den venösen Rückstrom und wirkt entspannend.

Das Übereinanderschlagen der Beine, das Verschränken unserer Gliedmaßen ist so alt wie die Menschheit und so gesund wie jede andere Art der Regeneration. Die Venen werden von der Schwerkraft entlastet, da das höher gelagerte Bein 20, 30 Zentimeter in Richtung Herzniveau gehoben wird. Das Blut kann jetzt mit weniger Widerstand zum Herzen zurückfließen, der Druck und das Ziehen im Bein lassen nach, das schlechtere Bein »holt das bessere im Wohlbefinden ein«. Die meisten Menschen bevorzugen eine Seite, nur die wenigsten suchen unbewusst Abwechslung zwischen links und rechts. Zumeist ist die Ursache eine venöse Rückstromschwäche, die großteils nur minimal unterschiedlich und ohne Krankheitswert ist. Seltener sind Asymmetrien oder Fehlstellungen in Bein-, Becken-, Wirbelsäulengelenken oder Gelenksabnützung (zum Beispiel Hüftgelenksarthrose) der Grund für ein einseitiges Übereinanderschlagen der Beine.

IRRTÜMER, MYTHEN, GLAUBENSBEKENNTNISSE

Ein weiteres Beispiel: Fußbodenheizungen schädigen die Venen. Richtig oder falsch? Viele Leute behaupten, auf warmen Fußböden bekämen sie mehr Krampfadern. Würde diese Aussage richtig sein, müssten die Menschen nahe am Äquator mehr Krampfadern haben als jene in den gemäßigten Zonen der Erde. Die Statistik spricht eine andere Sprache. Richtig ist, dass bei höheren Temperaturen die Beine mehr anschwellen und man eher ein Ziehen und Schweregefühl verspürt. Verantwortlich dafür ist der vermehrte Bluteinstrom zur Regulierung der Körpertemperatur. Doch gleich noch eine weitere Frage: Was ist gesünder – warme oder kalte Füße? Was wünschen wir unseren Kleinkindern in der Wohnung – einen kalten oder einen warmen Boden? Also, hier braucht es mehr Information und einen genaueren Einblick.

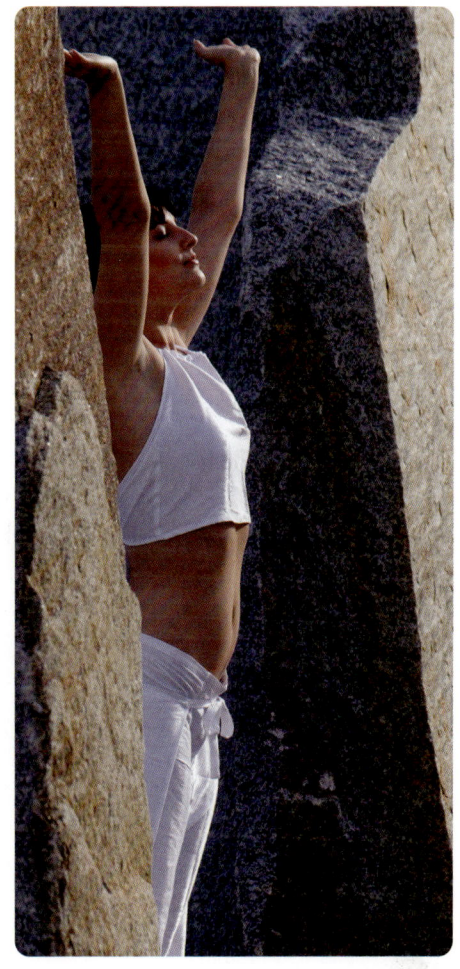

Beispiel Nummer drei: Festes Schuhwerk erhöht die Gang- und Standsicherheit. Richtig ist, dass man mit festem Schuhwerk mehr Halt findet und weniger »Balancearbeit« leisten muss, um sicher stehen und gehen zu können. Doch hat die Natur nicht schon vor der Erfindung fester Schuhe dafür gesorgt, die nötige Sicherheit bei allen Lebewesen zu gewährleisten? Fest steht, dass wir Menschen die einzigen Lebewesen sind, die überhaupt Schuhe tragen, und dass wir durch das Tragen von Schuhen im Laufe des

IRRTÜMER, MYTHEN, GLAUBENSBEKENNTNISSE

Lebens die Fähigkeit der Balancehaltung zusehends verlieren. Deshalb werden Menschen, die sich die Gesundheit bis ins hohe Alter erhalten wollen, in Zukunft wieder mehr barfuß gehen und weniger feste Schuhe tragen.

Und noch ein Beispiel: Kompressionsstrümpfe lassen das Gewebe erschlaffen. Ja, wieso denn das? Da müsste die weibliche Welt ihre Oberwei-

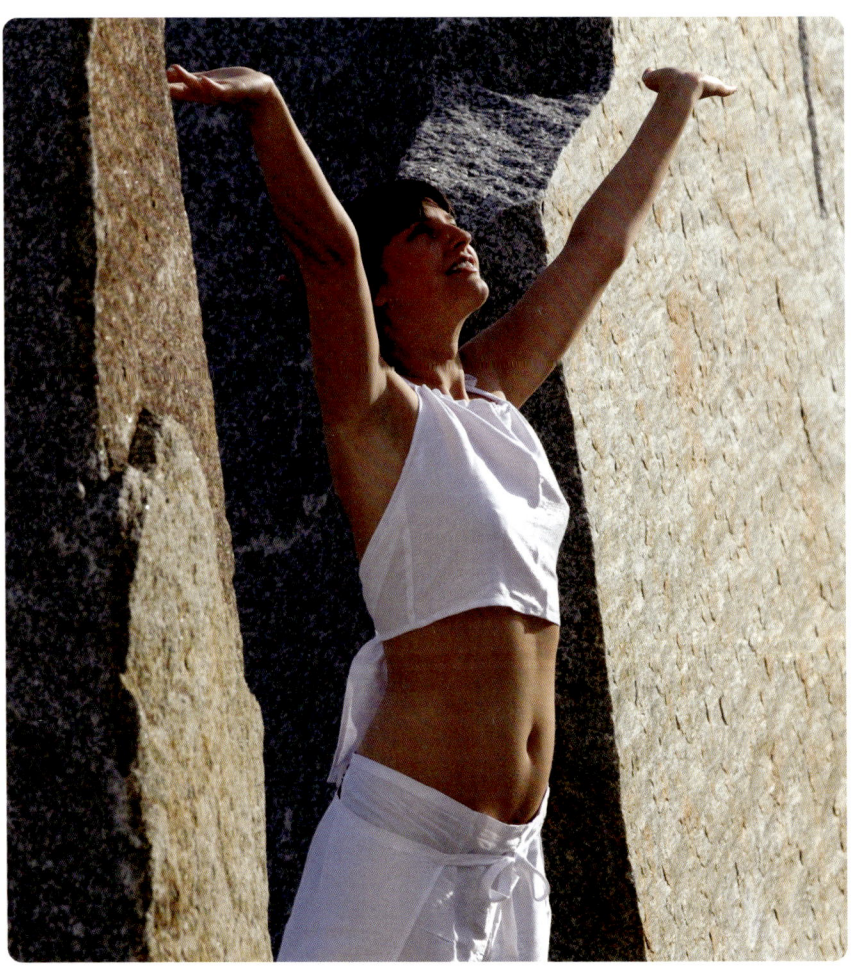

IRRTÜMER, MYTHEN, GLAUBENSBEKENNTNISSE

te in »Gewebstrainingsprogramme« statt in schöne Dessous hüllen! Durch Kompression erreicht man höhere Leistungen im Ausdauersport, fühlt man sich wohler, ist man leistungsfähiger. Die Kompression der Beine, des Rumpfes, der Arme bewirkt einen verbesserten Bluteinstrom und -ausstrom und beschleunigt den Antransport von Sauerstoff und Nährstoffen ins Gewebe sowie einen schnelleren Abtransport von CO_2 und Schlackenstoffen aus dem Gewebe. Für den leistungsgeforderten Menschen der Zukunft bedeutet Kompression mehr Erfolg in Beruf und Alltag.

Kompressionsbekleidung ist der nächste Trend.

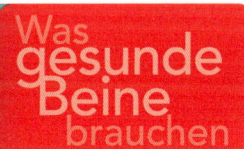

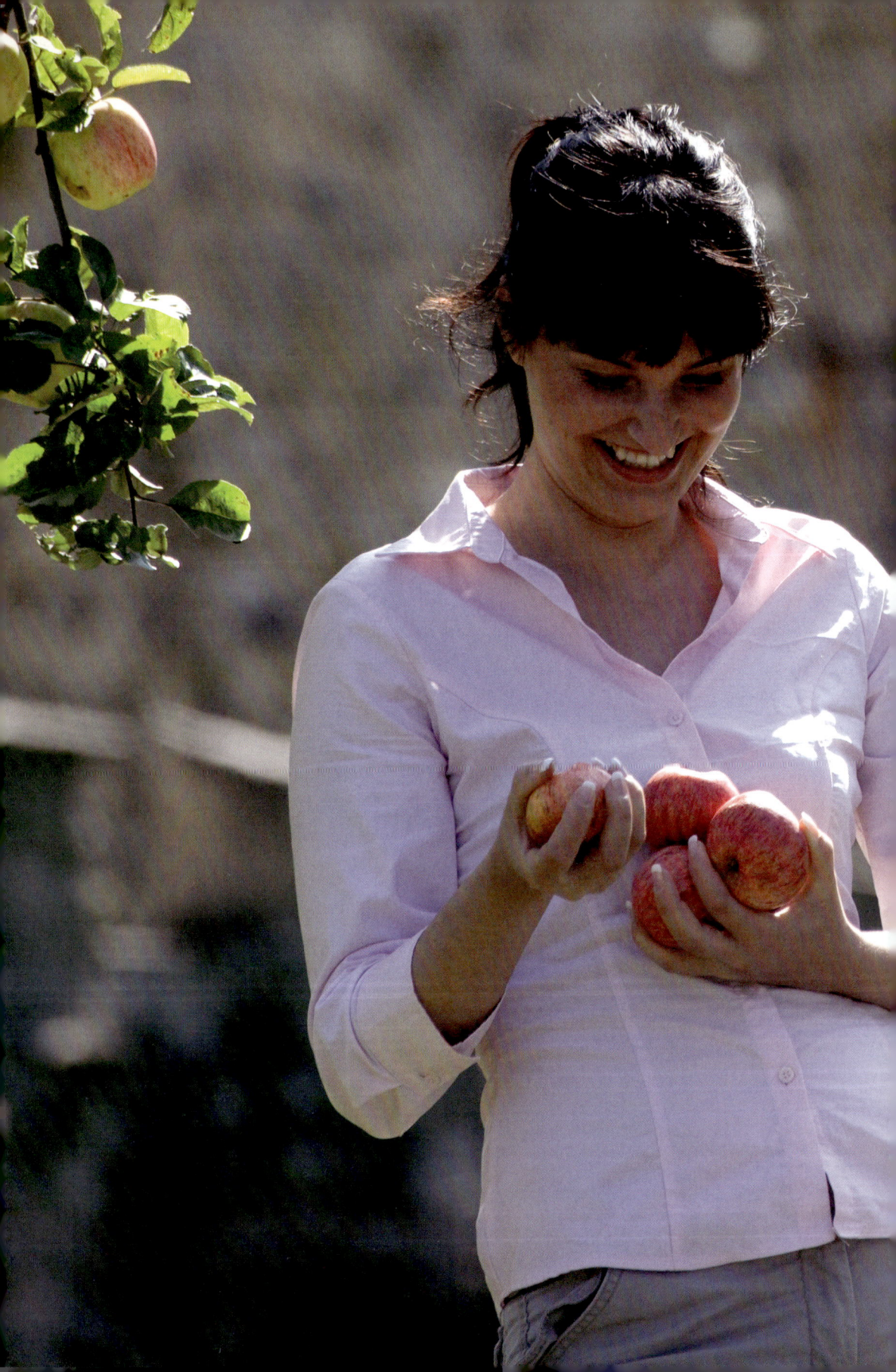

Kapitel 3

GESUNDHEIT ODER KRANKHEIT?

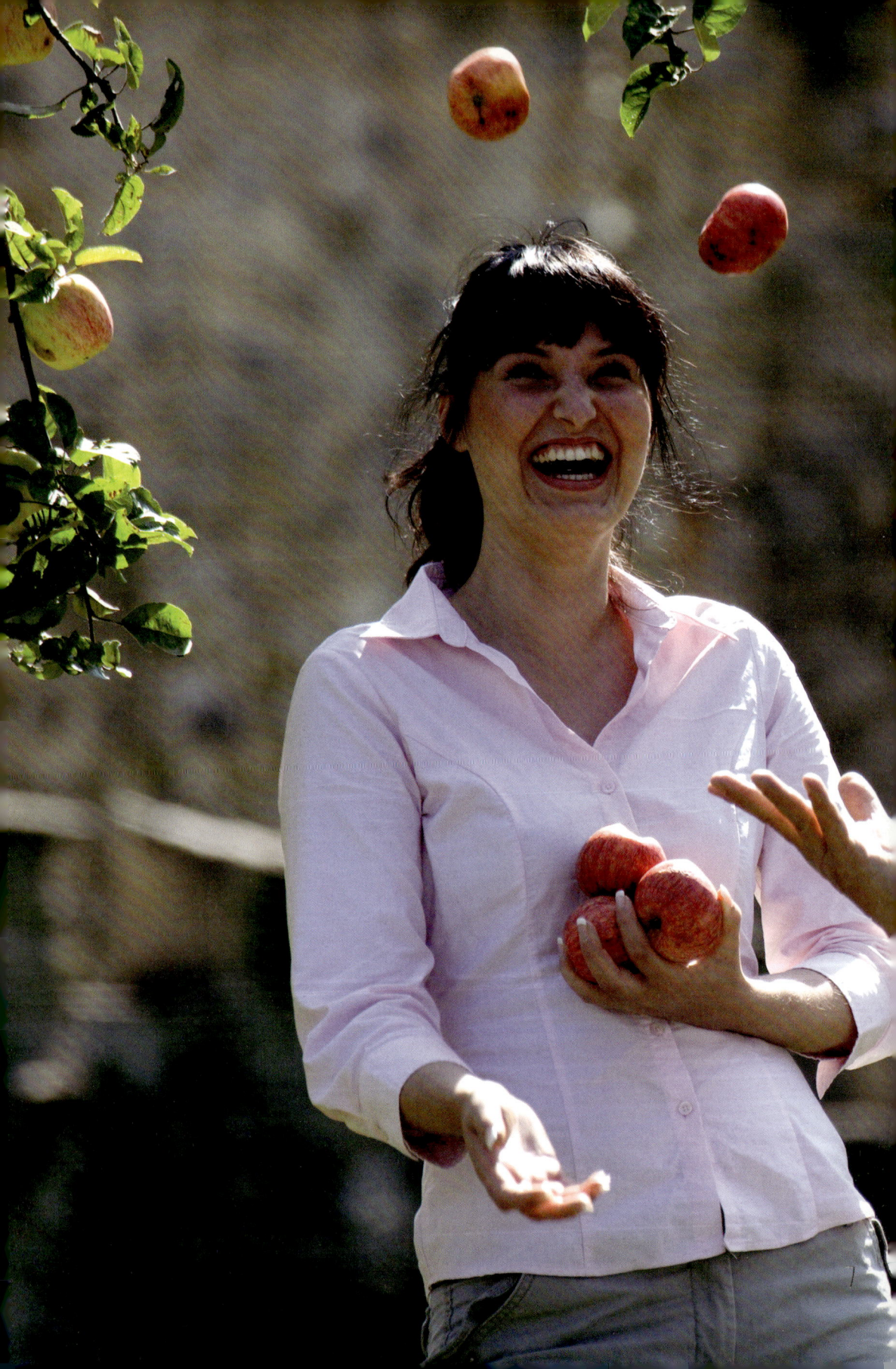

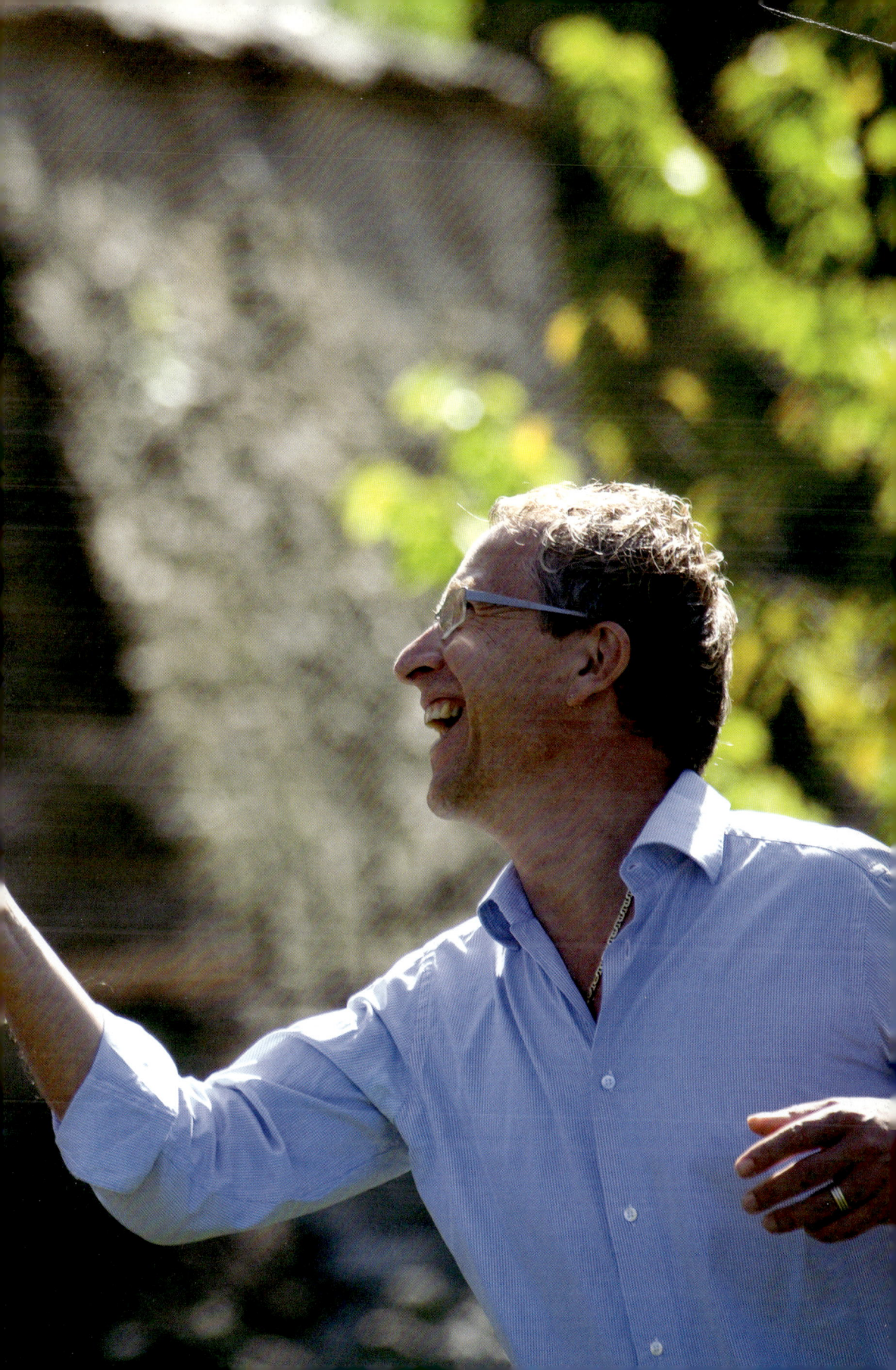

GESUNDHEIT ODER KRANKHEIT?

GESUNDHEIT ODER KRANKHEIT?

Gesundheit ist heute schon ein zentraler Wert, und immer mehr Menschen beginnen, sich mit ihrer Lebensqualität zu befassen.

Die vergangenen Jahrzehnte standen im Zeichen unglaublicher Beschleunigung des Lebens: Die Informationstechnologie (5. Kondratieff), der Computer, das Internet, die Mobiltelefonie brachten uns neue Möglichkeiten, Handlungsabläufe zu gestalten. Gleichzeitig mussten sich unsere »inneren Systeme« aber auch weiterentwickeln und die Leistungsfähigkeit steigern. Gesundheit könnte man, aus diesem Blickwinkel betrachtet, somit auch als Leistungssteigerung verstehen. Leistungssteigerung bedeutet jedoch nicht, mehr zu arbeiten, sondern ökonomischer und effizienter zu werden. Und Arbeiten bedeutet nicht, »im Schweiße seines Angesichts« mehr zu leisten, sondern die Verschaltungen im Gehirn und Nervensystem optimaler zu nutzen. So wie uns die Informationstechnologie mehr Rechenleistung gebracht hat, so müssen wir Menschen unsere Rechenleistung jetzt erhöhen. Segen oder Fluch?

Die Gehirnforschung hat uns gezeigt, dass unsere Rechenleistung im Gehirn weit größer sein könnte, als wir sie derzeit ausschöpfen. Und es ist gar nicht schwer, die Kapazitäten besser auszuschöpfen, »wenn man das Gehirn besser versteht«. Verstehen bedeutet Verstand, und Verstand ist Bewusstsein.

Der größte Teil unserer täglichen Arbeitsprozesse (= Denkprozesse) wird jedoch von unserem Unterbewusstsein getragen; wir können es uns auch so vorstellen, dass das kleine Bewusstsein auf dem großen Unterbewusstsein aufsitzt und mitschwingt und das Bewusstsein als Modulation (Gestaltung des Denkens und Tuns) verstanden werden kann. Das Bildungswesen der vergangenen Jahrzehnte baute leider auf einer Verwechslung dieses Zusammenhangs auf und förderte vordergründig das Training des Bewusstseins, in dem Glauben, damit das Unterbewusstsein zu modulieren. Das Unterbewusstsein (unsere automatisierten Schaltkreise) arbeitet jedoch tausendmal schneller als das Bewusstsein, das Leben ist also viel zu kurz, um das Unterbewusstsein jemals »einzuholen«. Fernöstliche Schulen ha-

GESUNDHEIT ODER KRANKHEIT?

ben schon längst erkannt, dass das Training des Unterbewusstseins wesentlich effizienter und ertragreicher ist. Auch im Leistungssport hat man inzwischen begriffen, dass der Erfolg mehr im Kopf als in den Beinen zu suchen ist. In modernen Managementtrainings oder in Selbstfindungsseminaren und aus unzähligen Büchern verschiedenster Autoren lernen wir den Stellenwert des Unterbewusstseins als Motor für jegliches Handeln im Alltag und Beruf erkennen. Gesundheit kann somit als Unterbewusstseinsleistung verstanden werden.

Die »Neue Gesundheit« wird in den kommenden Jahren vom Bildungswesen und von den Eltern im Rahmen der Erziehung ihrer Kinder getragen. Die frühkindlichen Programmierungen helfen dem heranwachsenden Individuum, seine allumfassende Leistungsfähigkeit über verkürzte Schaltwege via Unterbewusstsein zu verbessern. Doch keine Sorge, liebe Erwachsene, wir haben auch noch gute Chancen, mithalten und etwas dazulernen zu können, gibt es doch ein breit gefächertes Angebot an Möglichkeiten, durch verschiedenste Arten von Mentaltraining unsere Hirnleistung besser auszuschöpfen. Der leichteste Weg ist der, sich vom Problemdenker zum Lösungsdenker zu entwickeln.

> *Unsere größte Freiheit ist die Freiheit der Gedanken, denn: »Was immer du denkst, niemand kann es dir verbieten!«*

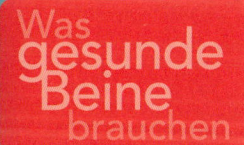

Und niemand kann uns das Recht nehmen, bei einem Problem sofort eine Lösung zu suchen oder im Problem »weiterzurühren«. Positivist zu sein ist frühkindliche Programmierung, doch das können wir uns im späteren Leben genauso gut antrainieren. Positivist zu werden bedeutet, gesünder zu werden. Positivist zu werden bedeutet, ökonomischer und leistungsfähiger zu werden. Positivist zu werden bedeutet, in den Lebensproblemen vermehrt Lösungen zu erkennen.

Wo besteht der Zusammenhang zwischen Gesundheit und Krankheit? Vielfach wird die Gesundheit banal als Nicht-Kranksein verstanden, doch

GESUNDHEIT ODER KRANKHEIT?

selbst Menschen, die schwer krank sind, verfügen oft noch über ein hohes Maß an Gesundheit, Leistungsfähigkeit und Tatendrang. Nehmen Sie den bekannten Radprofi Lance Armstrong, der mit seiner Krebsdiagnose in den Augen der Medizin zu den schwerstkranken Menschen zählt. Er hat die Tour de France, das härteste Radrennen im Profisport, sieben Mal gewonnen und damit aufgezeigt, dass Krankheit und Gesundheit nebeneinander existieren können. Sein unbändiger Wille, zu trainieren, machte ihn so stark, dass die Krankheit in seinem Leben letztlich keinen dominierenden Platz mehr fand.

Ich habe mich immer gewundert, dass es krebskranke Menschen gibt, die die Schulmedizin bereits »aufgegeben« hatte und die sich auf dem Selbstheilungsweg vom nahenden Tod wieder befreiten. Ich war immer überzeugt, dass es dafür eine Erklärung geben muss. Die Frage ist, lebt man in der Krankheit oder lebt man in der Gesundheit? Sucht man im Problem oder sucht man nach Lösungen? Der einzelne Mensch wird immer

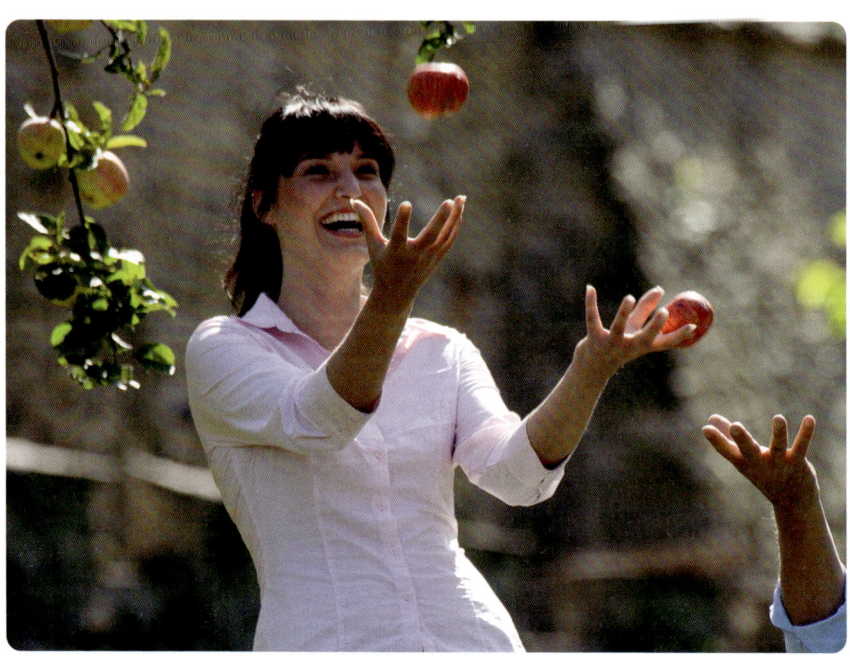

GESUNDHEIT ODER KRANKHEIT?

häufiger vor diese Frage gestellt, und immer häufiger spürt er die Selbstverantwortung, diese Frage allein oder im Kreis der Familie und Freunde beantworten zu müssen. Ich habe mich aber auch immer gefragt, wieso die so ursächlich orientierte Schulmedizin nie ernsthaft der Frage nachging, warum solche Menschen überleben? Statt nach den Gründen zu forschen, hieß es stets lapidar: »Das sind die paar wenigen, die Glück hatten!« Mir genügte diese Antwort nie!

Gesundheit kann also auch als Verantwortung und Selbstheilung verstanden werden, Krankheit demnach als Signal. Krankheit, vor allem chronische Krankheit, ist die Folge schädlichen, unachtsamen Lebensstils und kann durch Lebensumstellung wieder rückgängig gemacht werden, sofern der »point of no return« nicht überschritten wurde. Bisher war leider für viele Menschen selbst eine schwere Krankheit kein ausreichender Fingerzeig, die Verantwortung in ihrem Lebensstil zu suchen. In Zukunft wird das anders werden – Sie jedenfalls haben es ab sofort in der Hand!

Ich bin heute überzeugt – und ganz besonders als Arzt mit schulmedizinischer Grundlage –, dass wir Krankheit und Gesundheit als zwei grundsätzlich getrennte Begrifflichkeiten verstehen müssen, genauso wie Problem und Lösung. Die Lösung ist nicht das Gegenteil des Problems, sondern vielmehr die Verstärkung der das Problem betreffenden Machbarkeiten. Ob wir das Problem sehen oder die Machbarkeiten, ist unserer Denkfreiheit überlassen und hängt davon ab, wo wir uns wohler fühlen. Fragen Sie Ihren Arzt um Rat, wenn es um Krankheit geht. Ärzte sind Spezialisten auf dem Gebiet der Krankheit, sie sind Reparaturspezialisten und Troubleshooter (Problembekämpfer). Gesundheitsdenker befassen sich mit der Gesundheit. Der Gesundheitsdenker ist ein Wohlfühldenker, er sucht stets nach Lösungen, will schnell und ökonomisch sein, fit und energiegeladen, er sucht nach Lebensqualität. Selbst wenn er krank ist, spürt er die Gesundheit, die ihn umgibt, und stellt an sie den Anspruch, wieder so stark zu werden, dass die Krankheit keinen Platz mehr hat.

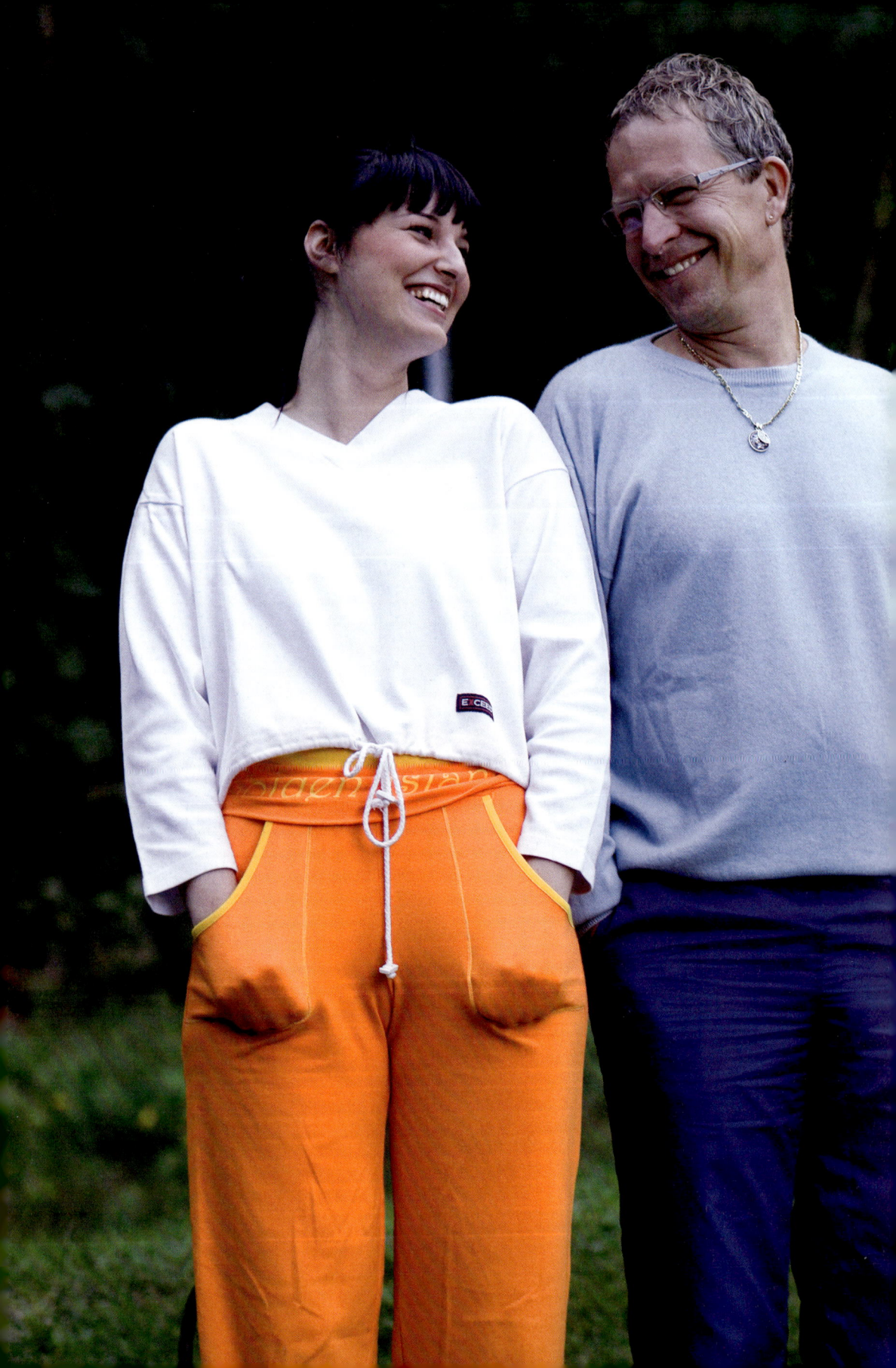

Kapitel 4

SCHÖNE BEINE ODER GESUNDE BEINE?

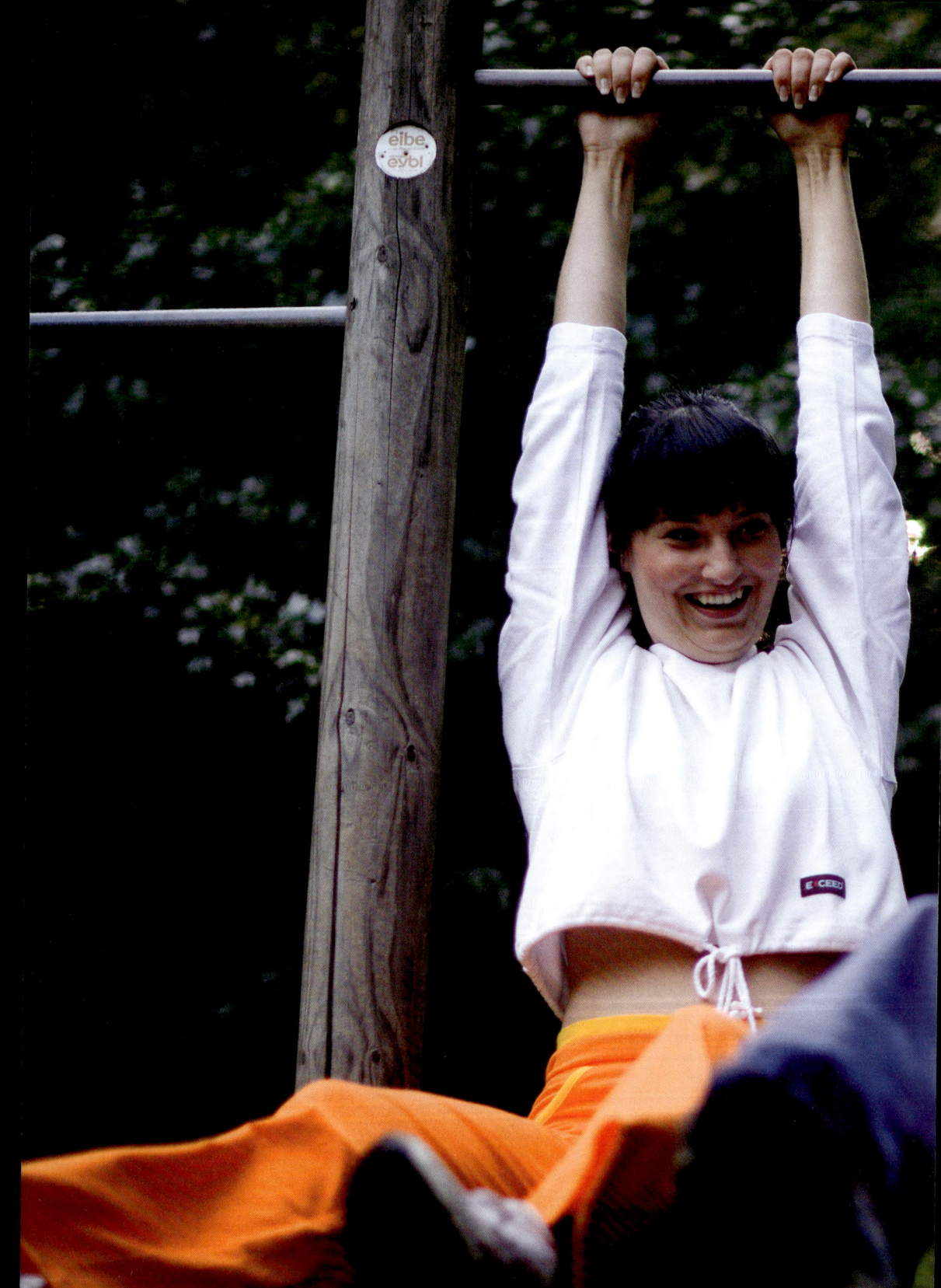

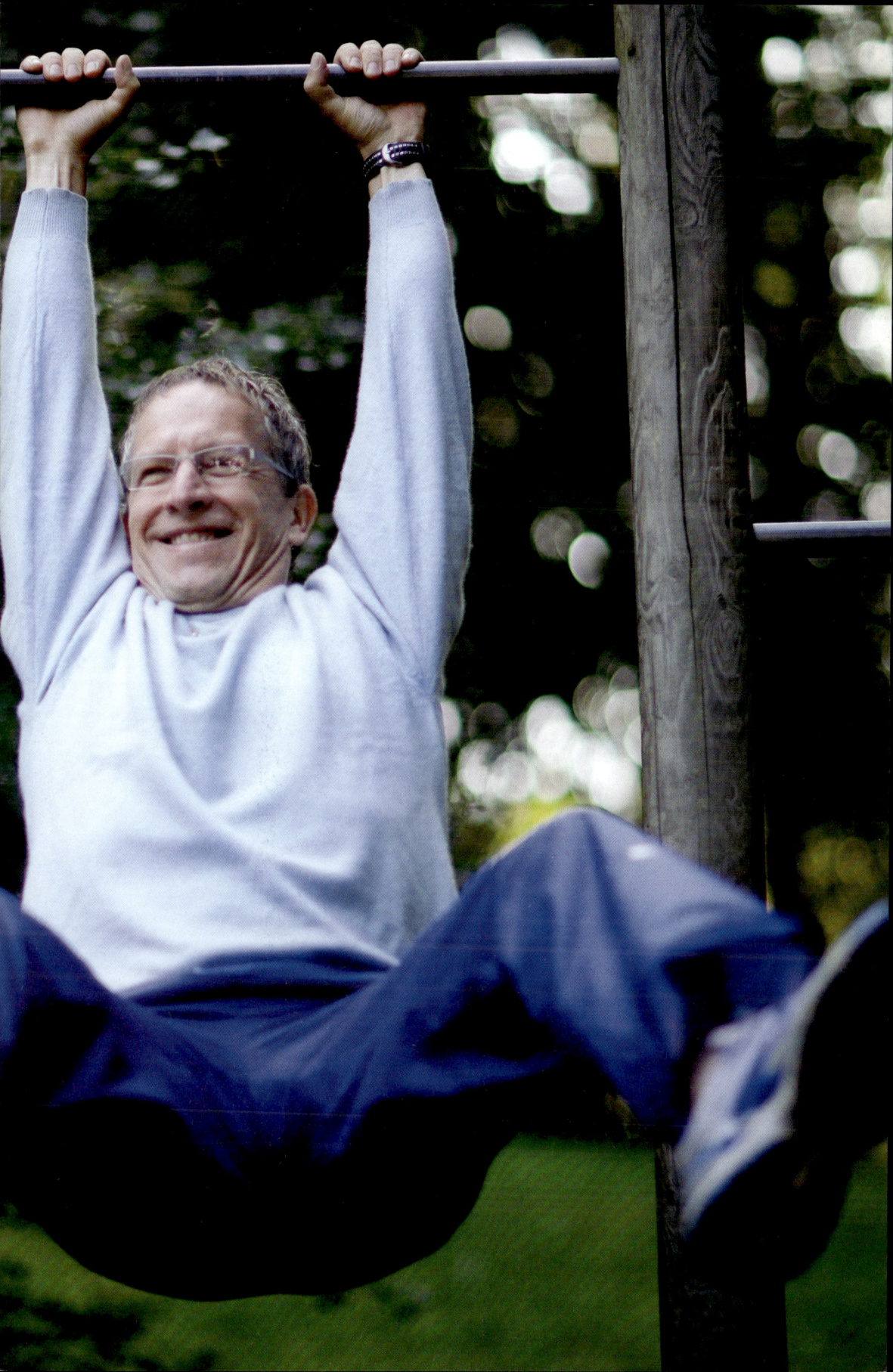

SCHÖNE BEINE ODER GESUNDE BEINE?

SCHÖNE BEINE ODER GESUNDE BEINE?

Unsere Beine tragen uns durchs Leben, sie sind die körperlichen Stützen unserer Erscheinung, sie sind das bewegliche Fundament unserer Persönlichkeit. Beine können erotisch oder unästhetisch wirken, Beine können Sportlichkeit, Leistungsfähigkeit, Fitness oder Tatendrang zum Ausdruck bringen. Beine sind ein Teil unseres Charismas ebenso wie unsere Arme, Hände, ja wie jeder Körperteil. Form, Farbe, Konsistenz und Bewegung machen den Menschen, das hat die Bekleidungsindustrie ebenso verstanden wie die Sportartikelproduzenten oder Autohersteller. Hosen, Röcke, Kleider, Strümpfe, Hemden, Schuhe oder Autos können ausgetauscht werden, wenn sie alt und verbraucht sind – unsere Beine aber nicht! Bislang war Verhüllung die einzige Antwort, wenn die Beine »ihre Aufgabe« nicht mehr erfüllten, die Zukunft bringt uns aber einen neuen Markt: Gesundheit.

Wir werden unsere Beine mehr beachten denn je, wir werden ihnen mehr Augenmerk schenken und ihren Wert mehr zu schätzen lernen: Hautpflege, Fußpflege, Beintraining, Kompressionsbekleidung, Korrekturoperationen, Ernährung, Entspannung, Umfeldgestaltung und ein neues Bewusstsein werden den Erfolg tragen. Das gesunde Bein wird ein schönes Bein sein, denn Gesundheit bedeutet Ästhetik, Schönheit, Wohlfühlen, Gelassenheit. Besonders die Weiblichkeit weiß die Schönheit zu genießen – Schönheit, die aus Gesundheit und Vitalität resultiert. Gesundheit ist untrennbar mit Schönheit verbunden und dient uns als unbestechlicher Gradmesser.

Ich möchte Gesundheit immer als Ganzheitlichkeit verstanden sehen, weshalb das Loswerden von Krankheit, diverse Pflege- und Gesundheitstrainingsmaßnahmen und auch das Tragen angepasster Bekleidung in einem Zusammenhang stehen müssen. Kleidung, die gefällt, die attraktiv macht, die ein gutes Gefühl vermittelt, stärkt unser Denken, unsere Persönlichkeit und unsere Gesundheit.

Wir drehen uns in einer Erfolgsspirale. Isolierte, einseitige Konzentration nur auf Teile davon lässt keine Vollständigkeit erreichen, die Initiative implodiert in einem kurzen Strohfeuer und versiegt so schnell, wie sie gekommen ist. Gute Kleidung lässt ein Männerbein genauso attraktiv wirken

SCHÖNE BEINE ODER GESUNDE BEINE?

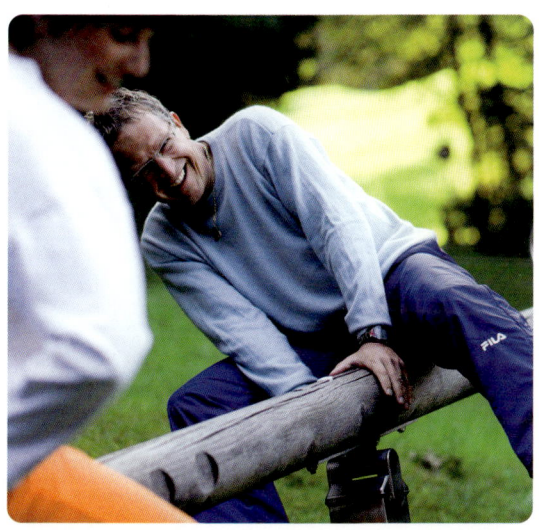

wie ein Frauenbein. Persönlichkeit, Erscheinung und Charisma: Kleider machen Leute – aber Leute machen auch Kleider. Oft sehen wir auf der Straße, wie geschmackvoll Menschen gekleidet sind, wie geschmackvoll Frauen (und neuerdings auch Männer!) geschminkt sind und wie gut Körperform und -farbe mit Make-up, Design von Kleidern und Accessoires kombiniert sind. Ebenso oft begegnen wir aber auch Geschmacklosigkeit und Formen verstärkender Bekleidung an Stellen, wo sie gänzlich unpassend wirkt. Gesundheit und Schönheit sind eine Frage der Bildung und der emotionalen Intelligenz, sie sind das Resultat unterbewusster Programmierung, kurz: ein Teil der Persönlichkeit.

Schöne und gesunde Beine tragen einen charismatischen Menschen bis ins hohe Alter, sie helfen ihm, sich elegant und zielgerichtet fortzubewegen, und vermitteln Lebensqualität und Selbsthilfekompetenz. Gesund alt zu werden ist eines unserer größten Bedürfnisse, Kinder wollen nie sterben und gesunde alte Menschen auch nicht. Im Laufe des Erwachsenwerdens schleichen sich jedoch Gedanken ein, die auf frühkindlichen Programmierungen aufbauen und zu Leid und Elend beitragen. Doch es ist leicht, daran zu glauben, dass man gesund und vital alt wird – genauso leicht, wie zu denken, dass man »nicht so alt werden will«!

Du bist, was du denkst.

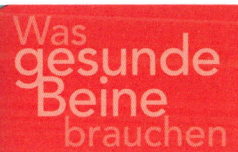

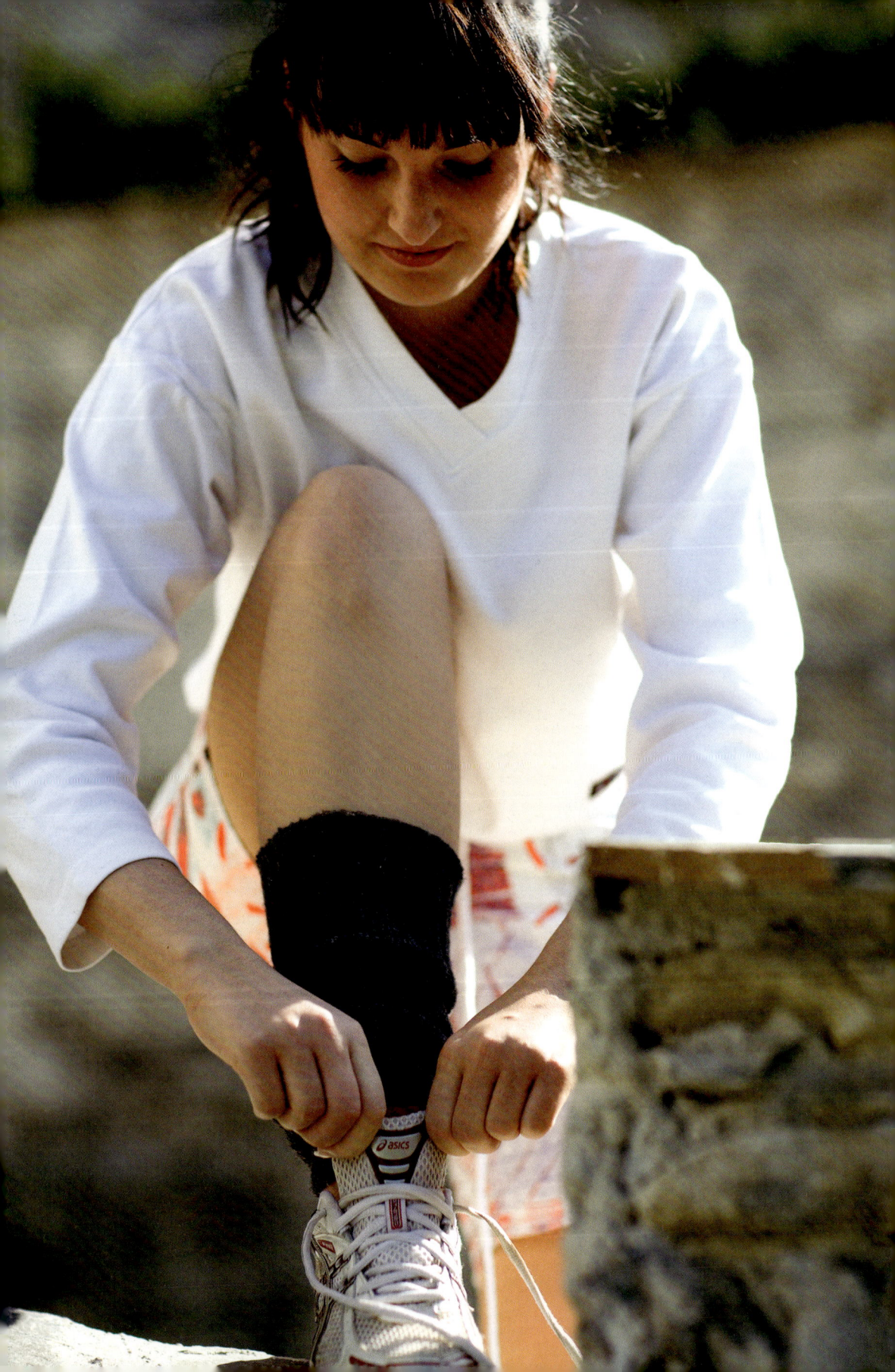

Kapitel 5

GESUNDHEIT STEHT AUF 5 SÄULEN

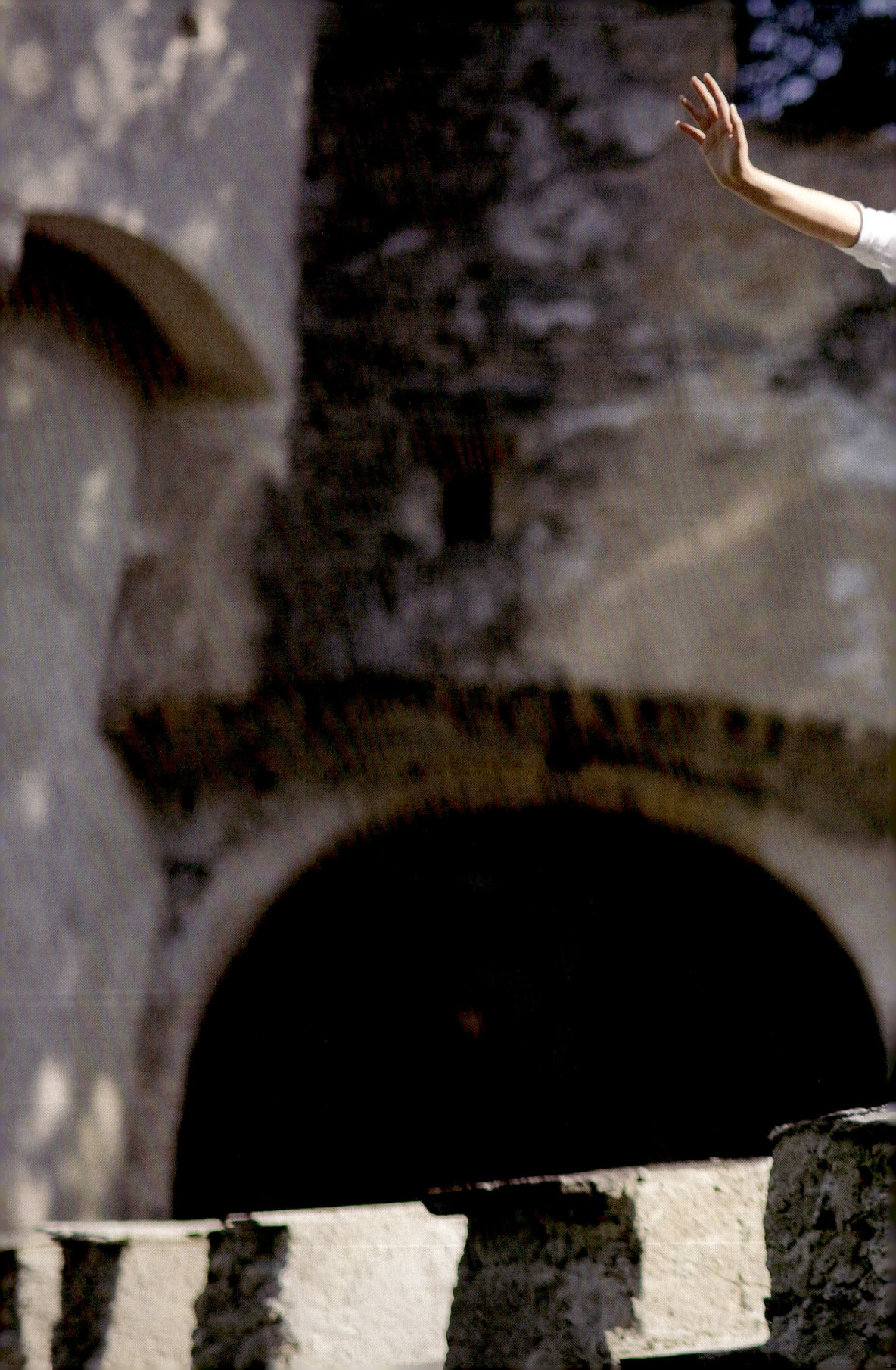

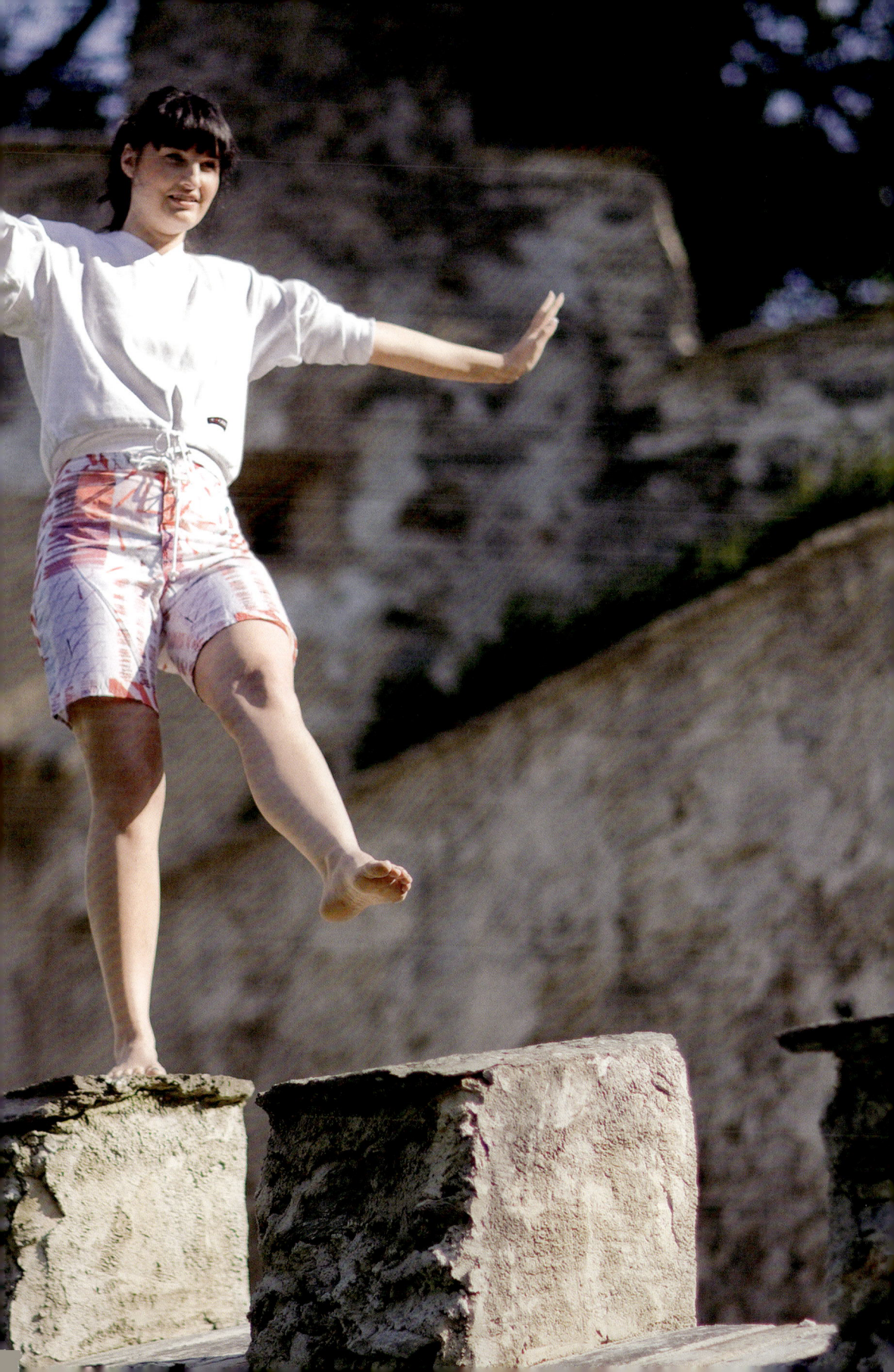

GESUNDHEIT STEHT AUF 5 SÄULEN

Gesunde Beine, überhaupt Gesundheit zu bekommen, ist eine Aufgabe, das wusste schon Pfarrer Sebastian Kneipp, ein Vordenker seiner Zeit. Gesundheit beginnt mit Gesundheitsdenken, auch als mentale Hygiene bezeichnet – man könnte ebenso von **Psyche** oder von Geist und Seele reden –, und diese steht als erste Säule im Zentrum der Gesundheit.

Wer an seiner Gesundheit arbeiten möchte, muss seine Denkmuster durchforsten und die Bereitschaft prüfen, inwieweit er/sie Veränderungen in Kauf zu nehmen bereit ist. Für viele Menschen entsteht diese Bereitschaft aus Schlüsselerlebnissen heraus, sei es, weil sie selbst oder weil jemand in ihrem nahen Umfeld von einem Schicksalsschlag betroffen ist. Häufig sind die Ursachen, konkret an Gesundheit zu denken, plötzlich auftretende schlimme Krankheiten. Hier liegt es natürlich nahe, dass der Wunsch nach Gesundheit im selben Moment auftritt. Bietet die Medizin allerdings eine Pille, die die Krankheit »beseitigt«, sind die Vorsätze, für die Gesundheit etwas zu tun, oft schon bald wieder verflogen. Greift die Medizin zu »härteren Mitteln«, weil die Krankheit sonst nicht zu besiegen ist, steigt das Bewusstsein für die Gesundheit oft unverhältnismäßig stark an. Menschen, die von schweren chronischen Krankheiten betroffen sind, fallen am stärksten als Gesundheitsdenker auf.

Gesellschaftliche Veränderungen haben immer wieder einen Bewusstseinsruck hervorgerufen, aktuellstes Beispiel dafür ist die Finanzmarktkrise 2008 mit all ihren Folgen. Dadurch hat sich bei vielen nicht nur das Bankkonto zum Negativen verändert, sondern auch die Arbeitsmarktsituation, das Familienleben, die Freizeitgestaltung, für manche gab es sogar Folgen durch Krankheit. Eine der auffälligsten Erscheinungen des täglichen Lebens sind heute Stress und dessen schwerste Ausprägung, das Burn-out-Syndrom. Derzeit müssen die Menschen lernen, Stress zu verstehen, ihn zu bemerken und Lösungsmöglichkeiten für ein besseres Zeitmanagement zu finden. Noch viel zu häufig spricht man viel zu überzeugt davon, dass man Stress habe, und erfüllt sich dadurch seine Prophezeiung selbst: Je öfter man davon spricht, desto sicherer hat man ihn. Die Lösung dafür ist, seine

GESUNDHEIT STEHT AUF 5 SÄULEN

Zeit in den Griff zu bekommen, indem man nach den Ursachen für das Zeitproblem sucht, Prioritäten zu setzen lernt, mehr Verantwortung für jede Minute seines Lebens übernimmt und im Zeitproblem vor allem auch ein Geldverdienstproblem erkennt.

Für die meisten Menschen bedeutet Zeitmangel Geldmangel: Es fehlt ihnen ja nicht wirklich an der Zeit, davon hat jeder täglich gleich viel, doch nicht alle werden für die eingesetzte Zeit gleich gut bezahlt. Besonders seit die Kosten für Grundnahrungsmittel und für Ver- und Gebrauchsgüter des täglichen Bedarfs unverhältnismäßig angestiegen sind, sind viele Menschen unter Druck geraten. Und die meisten versuchen den Finanzdruck durch erhöhten Arbeitseinsatz zu kompensieren und leiden zunehmend unter Zeitmangel. Die wichtigste Erkenntnis ist, sich den Geldmangel bewusst zu machen und nach besseren Lösungen zu suchen – besser als bloß mehr zu arbeiten. (Vergleiche hierzu auch die Kapitel »Innere betriebliche Sanierung« und »Netzwerke bauen« in »Diät macht dick«.)

Wesentlich ist, zu erkennen, dass niemand anderer für unsere Situation verantwortlich ist – zu erfahren, dass schlimme Krankheit ganz allein von uns selbst getragen werden muss. Wer beginnt, sich dieser Verantwortung bewusst zu werden, bevor ein Schicksalsschlag ihm den Weg weist, hat den wichtigsten Schritt in Richtung Gesundheit getan.

> *Es ist der Geist, der den größten Anteil an unserer Gesundheit hat.*

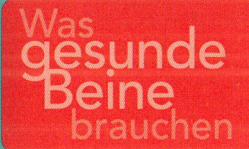

Psyche, Geist und Seele, Bewusstsein und Unterbewusstsein, mentale Fähigkeiten und soziale Kompetenz sind die Begriffe, die in diese zentrale Säule eingeordnet werden können. Das Feld der Einflussmöglichkeiten ist schier unendlich. Wesentlicher Bestandteil der Gesundheit sind aber vor allem die vielen unterbewussten Programmierungen, die sich auf unser Leben auswirken und die Resultat unserer Kindheitsjahre oder von Schlüsselerlebnissen sind.

GESUNDHEIT STEHT AUF 5 SÄULEN

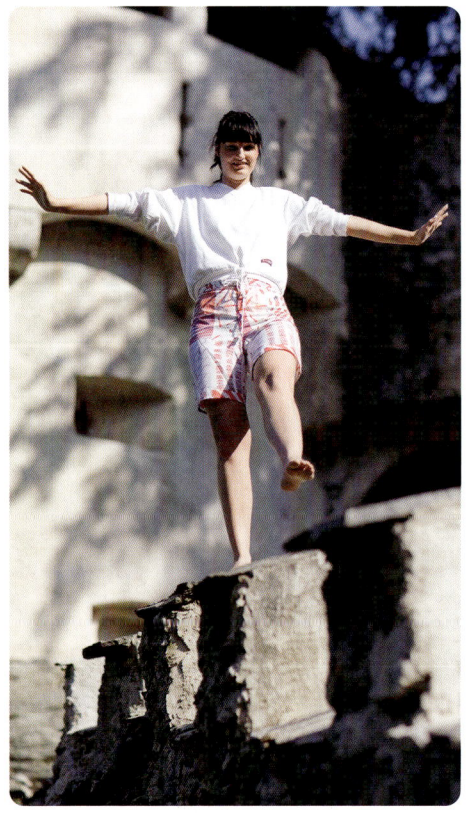

Unzählige Weiterbildungsideen wurden in den letzten Jahren entwickelt zur Auflösung – oder Integration – alter »schädlicher« Programmierungen für ein unbeschwerteres Leben, die Resultate sind zum Teil mehr als faszinierend und unsagbar befreiend. Probieren Sie es selbst!

Die zweite – und nach derzeitigem Wissensstand mit Abstand auch die zweitwichtigste – Säule ist die **Ernährung.**
Irgendjemand prägte einst den Spruch: »Du bist, was du isst«, und die Erkenntnisse der modernen Ernährungswissenschaft bestätigen diese Aussage.

Eigentlich ist es logisch: Ernährung ist das Futter für Geist und Körper, alles, was wir essen, trinken, auch die geistige Nahrung, macht aus unseren 50 oder 80 Billionen Zellen »Modellathleten« oder »Hungerleider«.

Ernährung heißt zwar, Kalorien, also Energie, zuzuführen, die weit größere Bedeutung allerdings kommt den Mikronährstoffen zu: Mineralstoffe, Spurenelemente, Vitamine, sekundäre Pflanzenstoffe und im weiteren Sinn auch Ballaststoffe. Sie werden derzeit mit 20.000 bis 30.000 (!) beziffert und sind weitgehend unerforscht – aber sie sind da und wir können sie einfach nehmen. Wir brauchen sie dringender, als die Wissenschaft bislang erkannt hat, denn sie sind die Gesundheitsboten, die Vital- und die Schmierstoffe für Tausende Körperfunktionen. Sie tragen zur Schönheit ebenso bei wie zur reibungslosen Funktion des Immunsystems, des zen-

GESUNDHEIT STEHT AUF 5 SÄULEN

tralen Nervensystems, der Verdauung, der Fortpflanzung und der Fortbewegung.

Neuesten Untersuchungen zufolge leidet jeder Mensch in den hochzivilisierten Ländern Mangel an Mikronährstoffen, zum Beispiel Zink, Kupfer, Eisen, Vitamin B oder Vitamin D3, vielfach verursacht durch Junkfood, zerstörte Darmflora, chronischen Stress und Mangel an Lebenszielen.

Die wohl schlimmste Erscheinung der sogenannten zivilisierten Welt ist die generalisierte Gewebsübersäuerung durch zu viele säurebildende Nahrungsmittel, mangelnde Perfusion des Bindegewebsraums, zu wenig Bewegung, zu viel Schweinefleisch (denken Sie bitte an die vielen Wurstwaren), Stress und gestörte Atmung. Die schlimmsten Folgen sind Arteriosklerose, Krebs, chronisch-entzündliche Erkrankungen, Diabetes mellitus und Osteoporose.

Die Ernährung der Menschen ist höchst besorgniserregend!

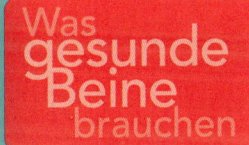

Bewegung ist die Säule Nummer drei: Die moderne Lebensweise, die Automobilisierung und Computerisierung der Welt, hat dem Menschen die Aufgabe genommen, von A nach B und von B nach C gehen zu müssen – er fährt. Er fährt mit dem Bus, er fährt mit dem Auto und mit dem Fahrstuhl. Er »fährt« auch durchs Internet, besorgt sich via Onlinebanking die Kontoauszüge, das Ticket fürs Kino, die neueste CD, die Pizza oder das Haarshampoo – alles via PC und elektronischer Vernetzung. Stunden werden täglich an den Schreibtischen sitzend verbracht, egal, ob beruflich oder in der Freizeit. Segen oder Fluch?

Ich behaupte: Segen, denn dadurch können wir ökonomischer unsere Pflichten erfüllen und es bleibt uns mehr Zeit für aktive Bewegung und Freizeitgestaltung. Da wir ohnehin nicht mehr auf dem Feld hart arbeiten müssen, steigen wir aufs Mountainbike, in die Langlaufski, schwimmen 30 Längen im Pool, laufen fünf Kilometer – oder gehen einfach spazieren.

GESUNDHEIT STEHT AUF 5 SÄULEN

So wie die Bewegung ist auch die **Regeneration** als vierte Säule maßgeblich Teil des Zeitmanagements: Denn wer keine Zeit hat, kann sich nicht ausruhen. Rastlos wird an den täglichen Aufgaben gearbeitet, werden Aufträge erfüllt, Pflichten abgearbeitet und nur die wenigsten haben einen Plan und eine Zieldefinition für ihr Tun.

> *Es liegt am Zeitmanagement – ein Geheimnis der Gesundheit.*

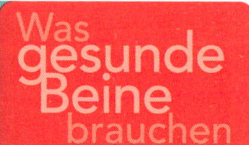

Zeitmanagement heißt auch Aufgabenmanagement. Viele Aufgaben und Pflichten könnten einer anderen Priorisierung unterzogen werden, sie könnten geplant werden wie der Urlaub, wie die Hochzeit, wie ein rundes Ge-

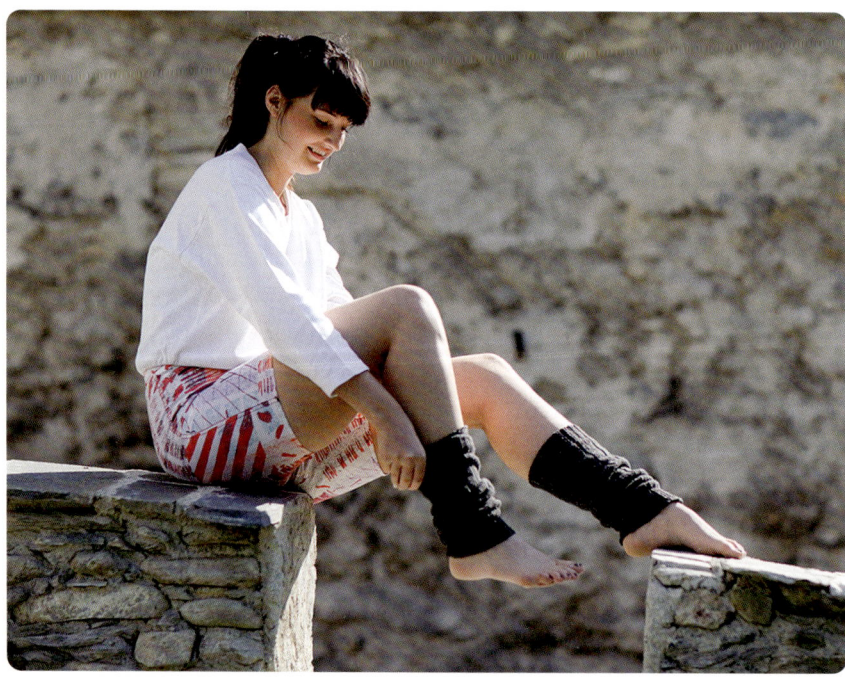

GESUNDHEIT STEHT AUF 5 SÄULEN

burtstagsfest, sie könnten der Wichtigkeit nach gereiht werden. Dann fände die Regeneration auch ihren Platz. Doch selbst die meisten Hobbysportler, ja sogar viele Amateurwettkämpfer kämpfen lieber um die Zahl der Schweißperlen auf ihrer Stirn als um eine aktive Entspannung. Nur die erlernte Entspannung bringt den großen Erfolg, und zwar weit mehr als viele zusätzliche Trainingseinheiten; Sportwissenschaftler wissen das schon seit mehr als zwei Jahrzehnten.

Unsere Beine entspannen typischerweise beim Flach- und Hochlagern, ganz besonders natürlich im Schlaf in waagrechter Körperhaltung. Jeder kennt die mühsamen, in Fahrzeugsitzen verbrachten Nächte – im Flugzeug, Bus oder Eisenbahnwaggon, wo man sich sehnlichst ein Bett wünscht. Müde, schwere, geschwollene, manchmal schmerzhafte Unterschenkel sind das Ergebnis langer Reisen im Sitzen. Die Beine leiden untertags also nicht nur durch langes Gehen und Stehen, sondern – unter dem Einfluss der Erdanziehungskraft – ganz besonders durch das Versacken des Blutes jenseits der Gürtellinie.

Die Möbelindustrie, die Raumausstatter, Architekten und Ingenieure, die sich in den vergangenen Jahrzehnten mit Wohlfühlen, Behaglichkeit, Wohnatmosphäre, Design und Gestaltung auseinandersetzten, sind die Pioniere des großen künftigen Trends Gesundheit. Ob in der heimeligen Wohnung, im Büro, im Hotel, in der Wellnessanlage, im Auto, im Flugzeug oder auch in Parkanlagen und Erholungseinrichtungen, überall zählen dieselben Kriterien. Doch die Veränderungen durch das Kommunikations- und Informationszeitalter mit seiner unsagbaren Beschleunigung des Alltagslebens, dem Stress der Menschen, war zuletzt schneller als jegliche Innovation hinsichtlich Entspannung und Regeneration, sodass wir alle darunter leiden und chronische Krankheiten in einem Maß zum Ausbruch kommen wie nie zuvor.

> *Regeneration fordert Entschleunigung, Zeitmanagement, neue Einkommensmodelle und eine Ökonomisierung der Arbeitsprozesse.*

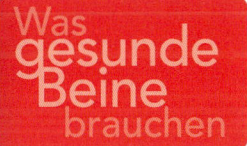

GESUNDHEIT STEHT AUF 5 SÄULEN

Bleibt als fünfte Säule noch das **Umfeld**, das unser Leben maßgeblich gestaltet – oder im Idealfall von uns gestaltet wird.

Leider können die meisten Menschen nicht von sich behaupten, dass sie ihr Umfeld sicher in der Hand hätten. Viele bemerken nicht einmal, wie ihre »Vorgesetzten« am Arbeitsplatz, in der Familie, ja sogar im Freundeskreis tagtäglich über sie entscheiden und ihren Weg bestimmen. Manche Frauen beispielsweise haben gerade mal die Freiheit, im Haushalt die eine Vase oder den anderen Teppich so zu verstellen, wie es ihrem Gefühl entspricht. Geht es aber darum, sich beruflich neu zu orientieren, so entscheidet vielleicht schon ein »verantwortungsbewusstes Familienoberhaupt« über Sinnhaftigkeit und Wert – manchmal ist es der Ehemann, manchmal sind es Elternteile. Auch hier sind frühkindliche Muster im Spiel: Das tut man nicht, da hat man zu gehorchen, in unserer Familie gab es das noch nie, hier bin ich der Chef – eine Liste ohne Ende.

Die Gestaltung des Familienumfelds, des Umfelds am Arbeitsplatz, die Auswahl des Freundeskreises, von Hobbys und Freizeitaktivitäten sind Bereiche, in denen aktiv an den Mechanismen unserer Regulationssysteme im Organismus geschliffen werden kann, um länger und gesünder, glücklicher und zufriedener zu leben. Verwundert es, wenn die Beine alt und abgenützt, deformiert und krank sind, wenn Menschen ein Leben lang nur unter der Devise »Im Schweiße deines Angesichts musst du dir dein Geld verdienen« dahinvegetieren? Dass es anders auch geht, zeigen in Zeiten neuer moderner Lebensformen zunehmend mehr Menschen. Warum also nicht auch Sie?

Die Lösung heißt:
Nimm dein Leben in die Hand.

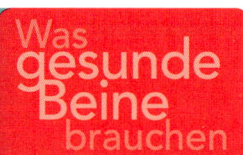

Entscheide selber, geh neue Wege, verabschiede dich von alten Gewohnheiten, höre auf Ratgeber, die es dir bereits vorgemacht haben und die es wirklich gut mit dir meinen. Brich auf zu neuen Ufern, lass neue Ide-

GESUNDHEIT STEHT AUF 5 SÄULEN

en zu und starte in eine bewegte Zukunft. Mach dich auf den Weg, bedeutet: Setz deine Beine in Bewegung, sei sportlich, such eine neue Fitness, tu etwas für dich und begeistere deine Umgebung mit deiner Aktivität!

Heute gibt es eine Vielzahl von Untersuchungen, die abseits der sogenannten Gesundenuntersuchung durchgeführt werden. Ärztliche Vorsorgeuntersuchungen sind Ausschlussuntersuchungen von Krankheiten und entheben den Patienten lediglich der Sorge um die Behandlung allfälliger Krankheitssymptome, einen Hinweis oder gar eine Garantie für eine umfassende Gesundheit sind sie nicht. Optimale Gesundheit zu erlangen setzt dennoch voraus, eventuelle Krankheitshinweise ehestmöglich zu erkennen und im Rahmen des Gesundungsprogramms zu eliminieren.

Mit den neuen Messmethoden kann man sehr viel Aufschluss über Verhaltensweisen bezüglich der **5 Säulen der Gesundheit** und deren Verbesserung gewinnen, man kann seine Schwächen herausfiltern und korrigieren. Ein großer Teil dieser Forschungs- und Entwicklungsarbeit wird im sportwissenschaftlichen und sportmedizinischen Bereich geleistet – meine Mitarbeiter und ich orientierten uns in den letzten Jahren hauptsächlich daran.

Mit den derzeit stark in Entwicklung begriffenen Gesundheitstests werden die Menschen in nächster Zukunft großartige Möglichkeiten der persönlichen Kontrolle der Körperfunktionen und Leistungsfähigkeit bekommen, ganz besonders aber Hinweise, wie weit sie von chronischer Krankheit entfernt beziehungsweise davon gefährdet sind. Eine Chance fürs Leben!

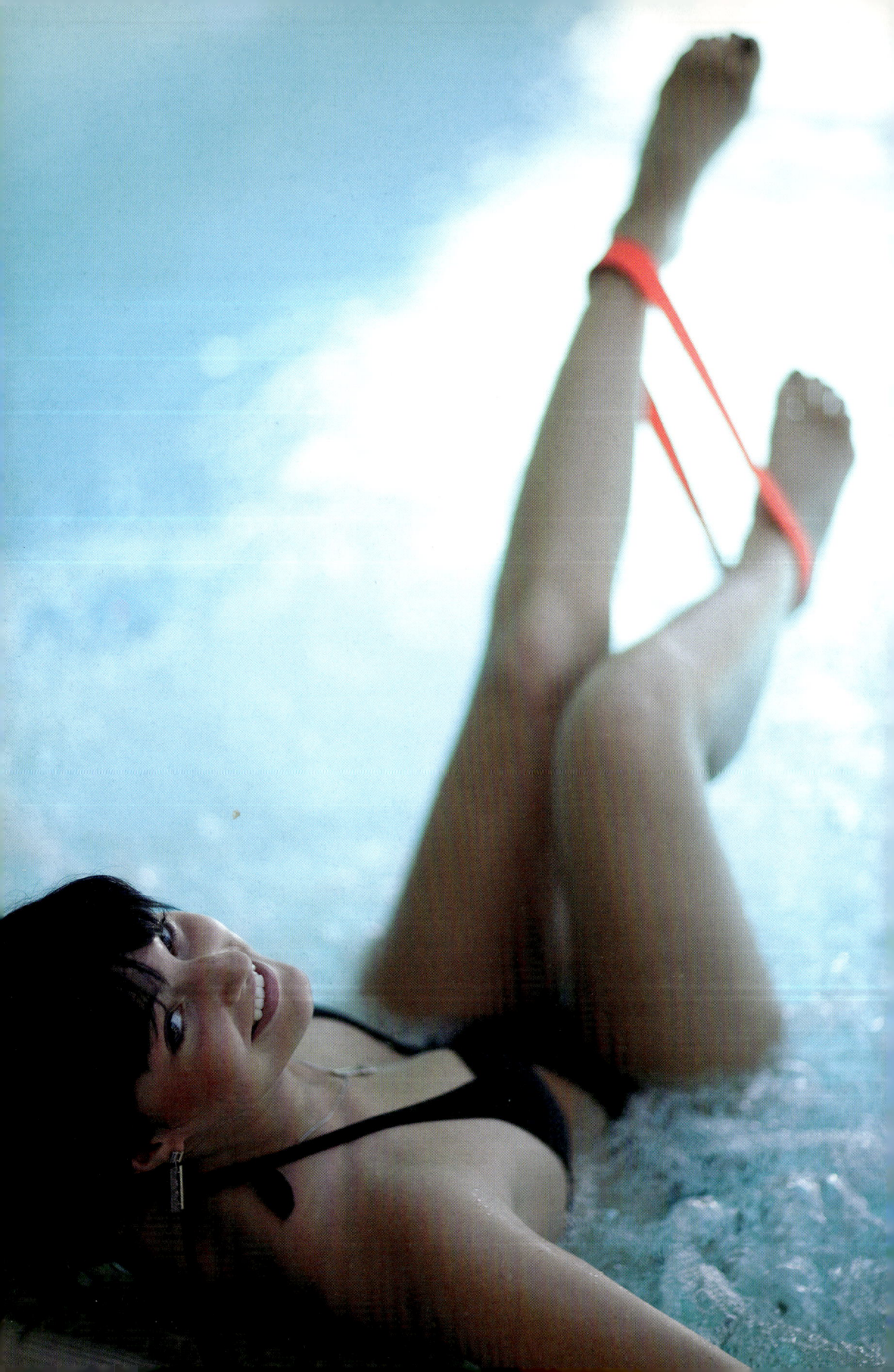

Kapitel 6

SCHWACHES ODER STARKES BINDEGEWEBE?

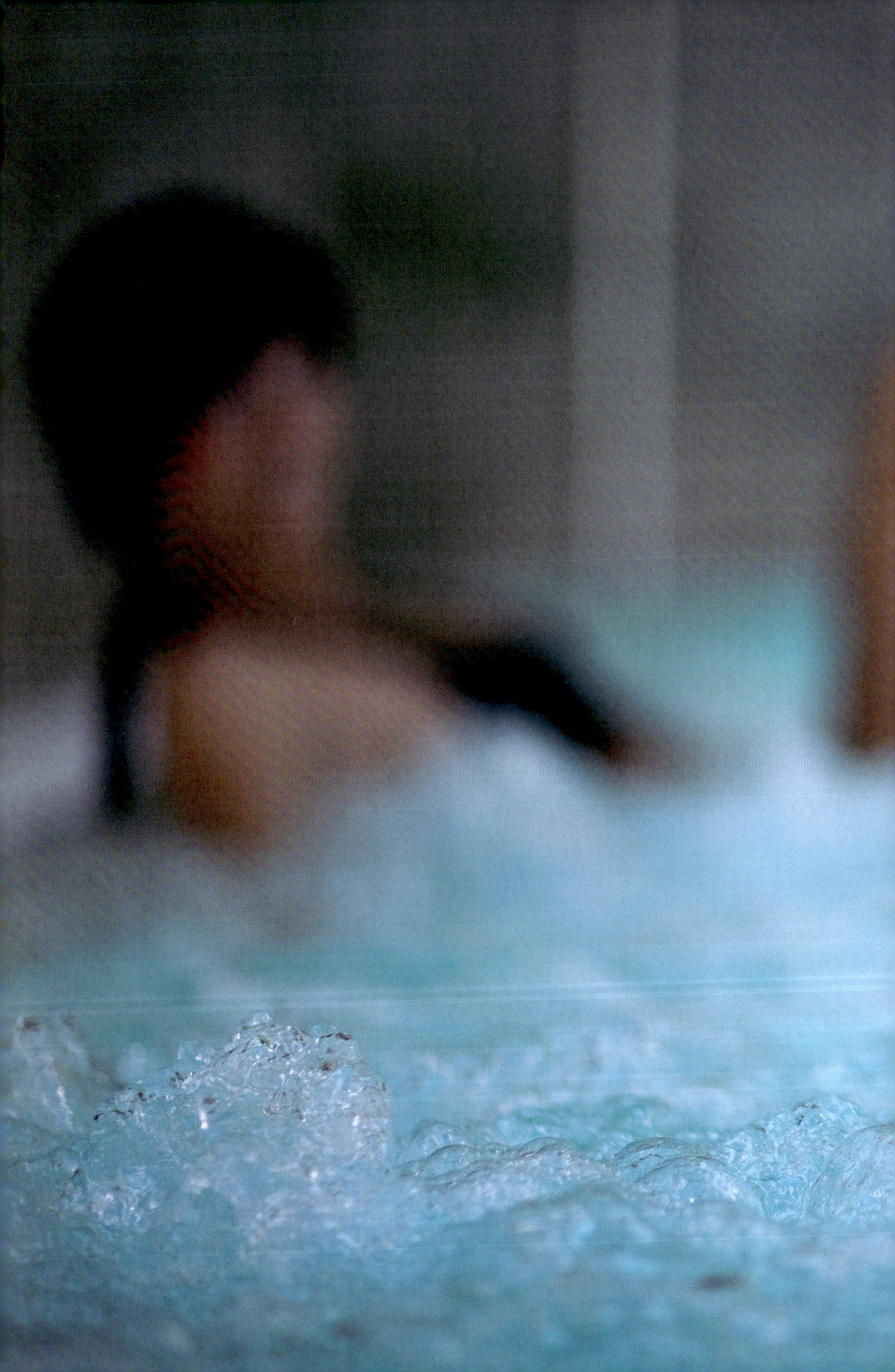

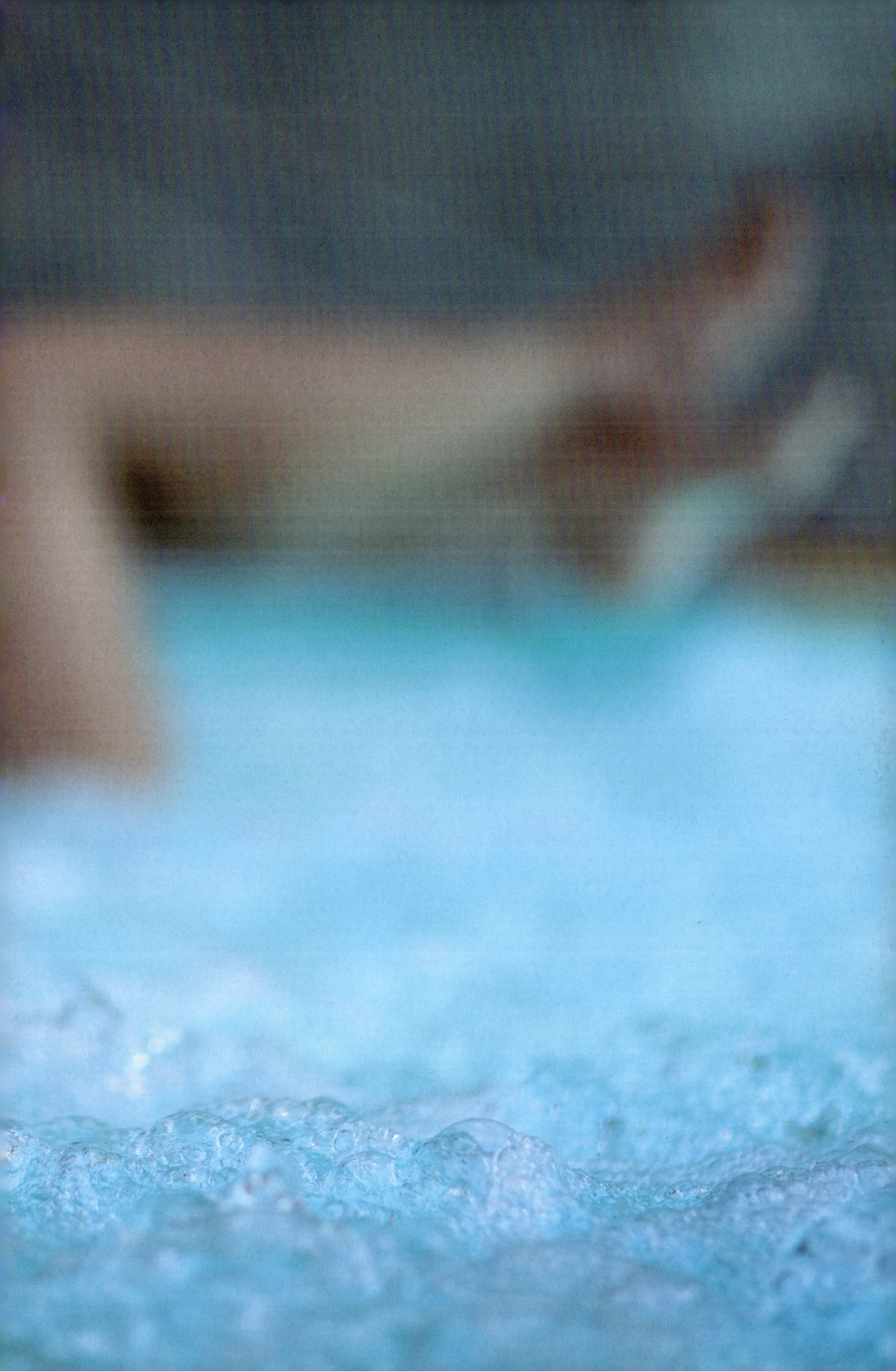

SCHWACHES ODER STARKES BINDEGEWEBE?

Liest man im Lexikon unter dem Stichwort »Bindegewebe« nach oder blättert man in einem medizinischen Fachbuch, so begegnen einem zahlreiche Begriffe, die eine lockere oder festere Verstärkung eines Zwischenzellraums bezeichnen. So sind etwa elastische oder kollagene Fasern, Knochensubstanz oder Knorpel erwähnt, doch den weit größten Teil dieser »Füllmasse« überliest man leicht: die Zwischenzellflüssigkeit. Bedenkt man, dass unser Körper zu rund 70 Prozent aus Wasser besteht (bei Kindern mehr, bei alten Menschen weniger) und dass das Zwischenzellwasser einen großen Anteil am Gesamtkörperwasser hat, kann man seine große Bedeutung ermessen.

Stellen wir uns vor, dass die vielen Billionen Zellen unseres Körpers in diesem Bindegewebswasser schwimmen, so wie die Urzelle im Urmeer einst vor Milliarden Jahren, zu Beginn der Entstehung von Leben auf der Erde. Das Urmeer war für die Zelle beinahe unendlich und lieferte ihr alle Nährstoffe. Die Zelle wiederum gab Schlackenstoffe (Abfallprodukte) ans Urmeer ab und lebte somit im Gleichgewicht. Wir dürfen heute noch unsere Zellen in einem »Meer« schwimmen sehen, jedoch ist dieses Meer – da der Mensch inzwischen zum Landgänger wurde – heute endlich, also begrenzt. Die Zellen sind in ihrer Versorgung und Entsorgung von der begrenzten Kapazität des Bindegewebes abhängig. Hinzu kommen ergänzende Systeme, die für Atmung, Nahrungsaufnahme und Schlackenausscheidung sowie für den Salz-Wasser-Haushalt zuständig sind – auch deren Kapazität entscheidet über die Funktionalität mit. Bislang hat man sich in der Wissenschaft vordergründig nur um besagte Organe gekümmert, doch in den letzten Jahren hat sich die Aufmerksamkeit zusehends auf die Funktionalität des Bindegewebes verlagert.

Forscher sehen heute im Bindegewebe nicht nur den Zusammenhang zwischen innen und außen, sie verstehen darunter auch jenes Gewebe, das neuronale Zentren, also das Gehirn, über die Nervenbahnen mit dem Körper verbindet. Die Natur hat im Laufe der Evolution für die immer größer gewordenen Zellansammlungen ein eigenes Schaltzentrum geschaffen, das aufgrund einer höheren Intelligenz imstande ist, Informationen von au-

SCHWACHES ODER STARKES BINDEGEWEBE?

ßen zu empfangen, weiterzuverarbeiten und an die Zellen zu vermitteln. So entwickelten sich die Sinnesorgane als hochempfindliche Sensoren, die über die zentrale Kommandostelle verschaltet sind und deren Signale, durch Lernprozesse gefiltert, an die Zellen der Organsysteme weitergesendet werden. Das Bindegewebe kann somit als Bindeglied zwischen Körper und Geist, zwischen Zelle und Umwelt verstanden werden, seine freien Nervenenden stehen außen mit der Umwelt in Kontakt und münden innen in der Zwischenzellflüssigkeit, die Zellmembranen (Zellhüllen) empfangen dort unmittelbar die Signale. Das Gehirn ist die Kommandozentrale, die elektrische Ströme filtert, moderiert, lenkt und leitet, von außen nach innen und von innen nach außen.

Neuere Untersuchungsmethoden machen es möglich, den Zustand der Zwischenzellflüssigkeit zu messen und zu beurteilen. Wissenschaftliche Erkenntnisse haben nämlich gezeigt, dass eine optimale Gesundheit mit einer optimalen Funktion des Zwischenzellraums zusammenhängt.

Da im Zwischenzellwasser auch Nährstoffe, Atemgase, Gifte und Abfallprodukte ihren Weg nehmen, wird selbst für den Laien leicht verständlich, welcher Stellenwert der Transportfunktion und Transportfähigkeit des Bindegewebes zukommt. Viele neue Forschungsarbeiten aus der Fitness- und Gesundheitswissenschaft zeigen die dringende Notwendigkeit, im Zwischenzellraum des Menschen »mehr Ordnung« zu schaffen.

Ein großer Teil unseres krankmachenden Lebensstils spiegelt sich in zum Teil arger »Verschmutzung« und »Verkarstung« des Bindegewebes wider – mit katastrophalen Folgen für die Gesundheit. Ein wesentlicher Bestandteil dieser zerstörenden Mechanismen ist die Gewebsübersäuerung, verursacht durch falsche Ernährung, Stress, mangelnde Bewegung und unzureichende Entspannung. Übersäuerung ist ja bereits in aller Munde, auch wenn in der westlichen Schulmedizin davon noch recht wenig zu spüren ist. Aber zumindest die Übersäuerung durch Milchsäure im Muskel (Muskelkater) oder die Ansammlung von Harnsäure in Gelenken, Muskeln und Sehnen (Gicht, Hyperurikämie) ist allgemein bekannt. Weit weniger wissen die Menschen, dass süße Speisen und Getränke, viele Fleischgerichte, Genussmittel und die gestresste Lebensweise zur Ansammlung von

SCHWACHES ODER STARKES BINDEGEWEBE?

sauren Substanzen im Zwischenzellraum mit weitreichenden Folgen führen. Die bekanntesten Folgekrankheiten sind Krebs, Arteriosklerose (Arterienverkalkung), Allergien, chronisch-entzündliche Krankheiten wie der rheumatische Formenkreis, Diabetes mellitus, Multiple Sklerose, Alzheimer, Parkinson und viele andere mehr – bei allen ist die Bindegewebsübersäuerung auffallend. Umgekehrt findet man bei Menschen, die schlank und sportlich sind, Übersäuerung und die typischen Folgekrankheiten nur wenig oder gar nicht, sie sind ausgeglichen, wirken jung und dynamisch. Ein Bindegewebe, das frei oder arm an Schlacken ist, garantiert einen ausgezeichneten Flüssigkeitsstrom mit ungestörter Zufuhr von Nährstoffen und reibungslosem Abtransport von Gift- und Schlackenstoffen. Wird das System durch ein Zuviel an Schlackenstoffen oder ein Zuwenig an Nährstoffen überfordert, entsteht durch mangelnde Regulation ein Ungleichgewicht mit alt- beziehungsweise krankmachender Wirkung.

Als die ersten Einzeller ursprünglich im unendlich großen Urmeer lebten, fanden sie eine Umgebung vor, die ihnen jegliche Nahrung im Überfluss bot und jeglichen Müll, der von ihnen im Verstoffwechslungsprozess produziert wurde, wieder zurücknahm. Die Regulation dieses Gleichgewichts war für das Urmeer eine leicht zu lösende Aufgabe. Als sich dann Vielzeller entwickelten und zu Landgängern wurden, mussten sie sich ihre

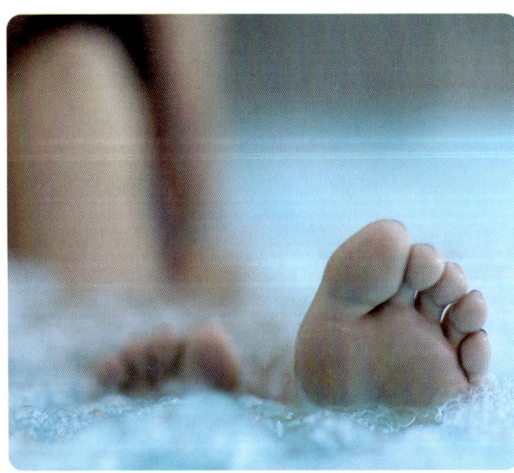

umgebende Wassermasse quasi als »Binnengewässer« mit an Land nehmen und selbst für die Ökologie, für das Regulationsgleichgewicht in dem – jetzt nur mehr begrenzten – Flüssigkeitsraum sorgen. Dafür entwickelten sie hochspezialisierte Organe wie die Lungen zum Gasaustausch, den Verdauungstrakt zur Nahrungsaufnahme und zur

SCHWACHES ODER STARKES BINDEGEWEBE?

Ausscheidung, das Harnwegssystem zur Ausscheidung und eine Schutzhülle, die Haut, die auch Aufnahme- und Ausscheidungsfähigkeiten besitzt. Über die Haut erfolgt die Temperaturregulation, die Aufnahme und Abgabe von Wärme, die Abgabe von Wasser durch Verdunstung (Perspiration, Transpiration) und die Ausscheidung von Giftstoffen. Das intelligent dazwischengeschaltete Nervensystem übernimmt mit seinen Sinnesorganen die Reizaufnahme, -verarbeitung und -weiterleitung und sorgt für die zentrale Steuerung aller Regulationsprozesse mithilfe der Nervenverbindungen, die an den Organen im Zwischenzellraum frei enden. Sensoren an allen möglichen Stellen der Organsysteme schicken Zustandsmeldungen in die »Kommandozentrale«, das Gehirn, und unzählige Steuereinheiten bekommen von dort im Hundertstel-Sekunden-Takt Aufträge, das System im Gleichgewicht zu halten. Im Vergleich zum Einzeller haben es die kompliziert aufgebauten Vielzeller an Land bedeutend schwerer, dieses sensible Gleichgewicht aufrechtzuerhalten.

Es muss also nicht verwundern, dass dieses Gleichgewicht so leicht gestört werden kann; andererseits muss man aber auch sagen, dass es die meiste Zeit außerordentlich gut und reibungslos funktioniert.

Gesundheit ist die optimale Regulation all dieser Einheiten, Gesundheit bedeutet Gleichgewicht, Leben in Balance. Das Bindegewebe – die Schnittstelle zwischen Körper und Geist – hat dafür eine immens große Aufgabe zugeteilt bekommen. Die vielen Billionen Zellen zusammenzuhalten ist ein Teil davon; die viel größere Aufgabe jedoch ist, alle Funktionen ständig in optimaler Abstimmung zu halten und die Kommunikation zwischen innen und außen zu gewährleisten und zu steuern.

Regulation –
DAS Schlagwort beim Thema Gesundheit!

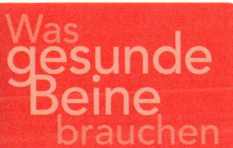

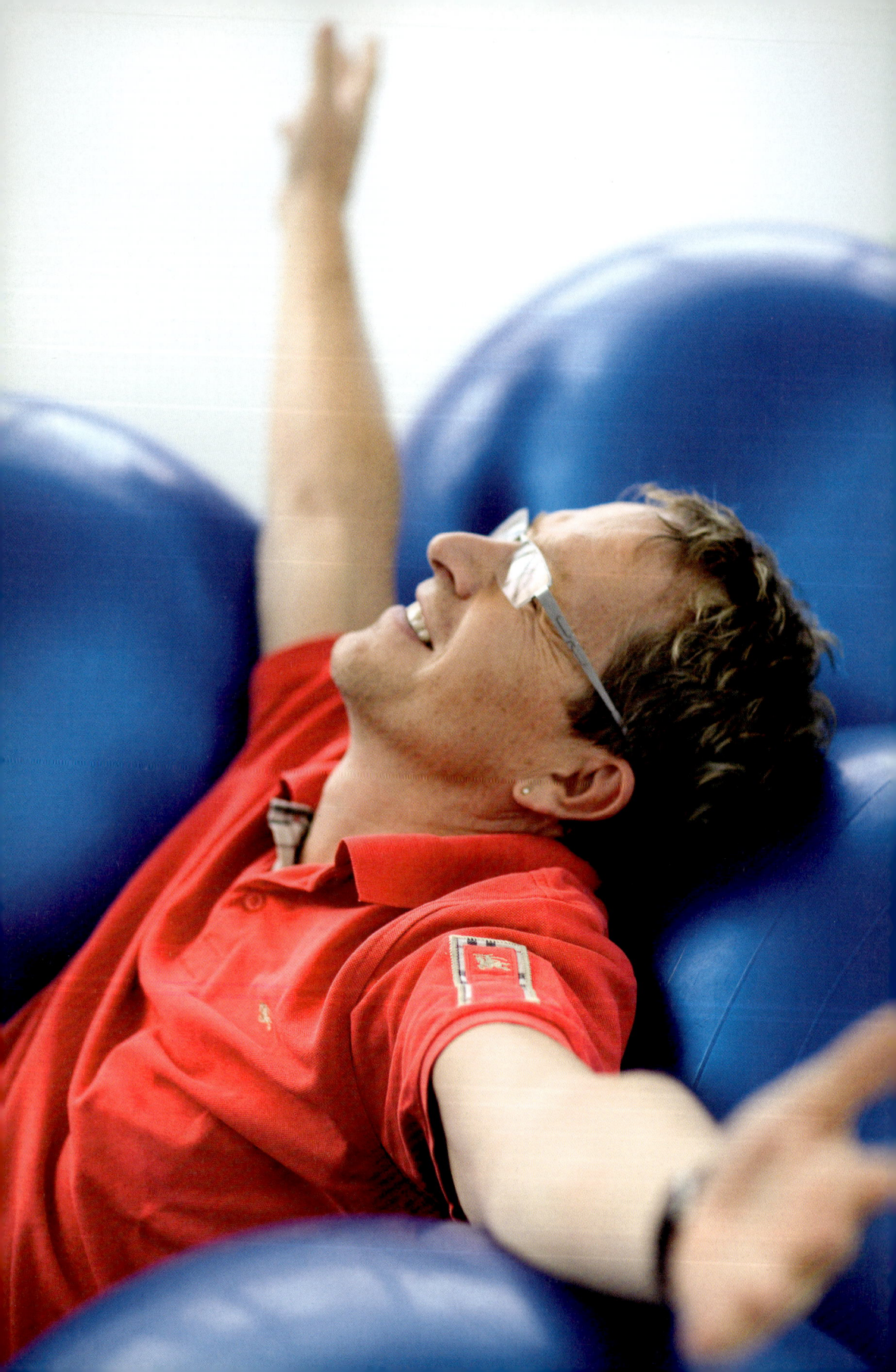

Kapitel 7

ALT WERDEN ODER ALT WERDEN?

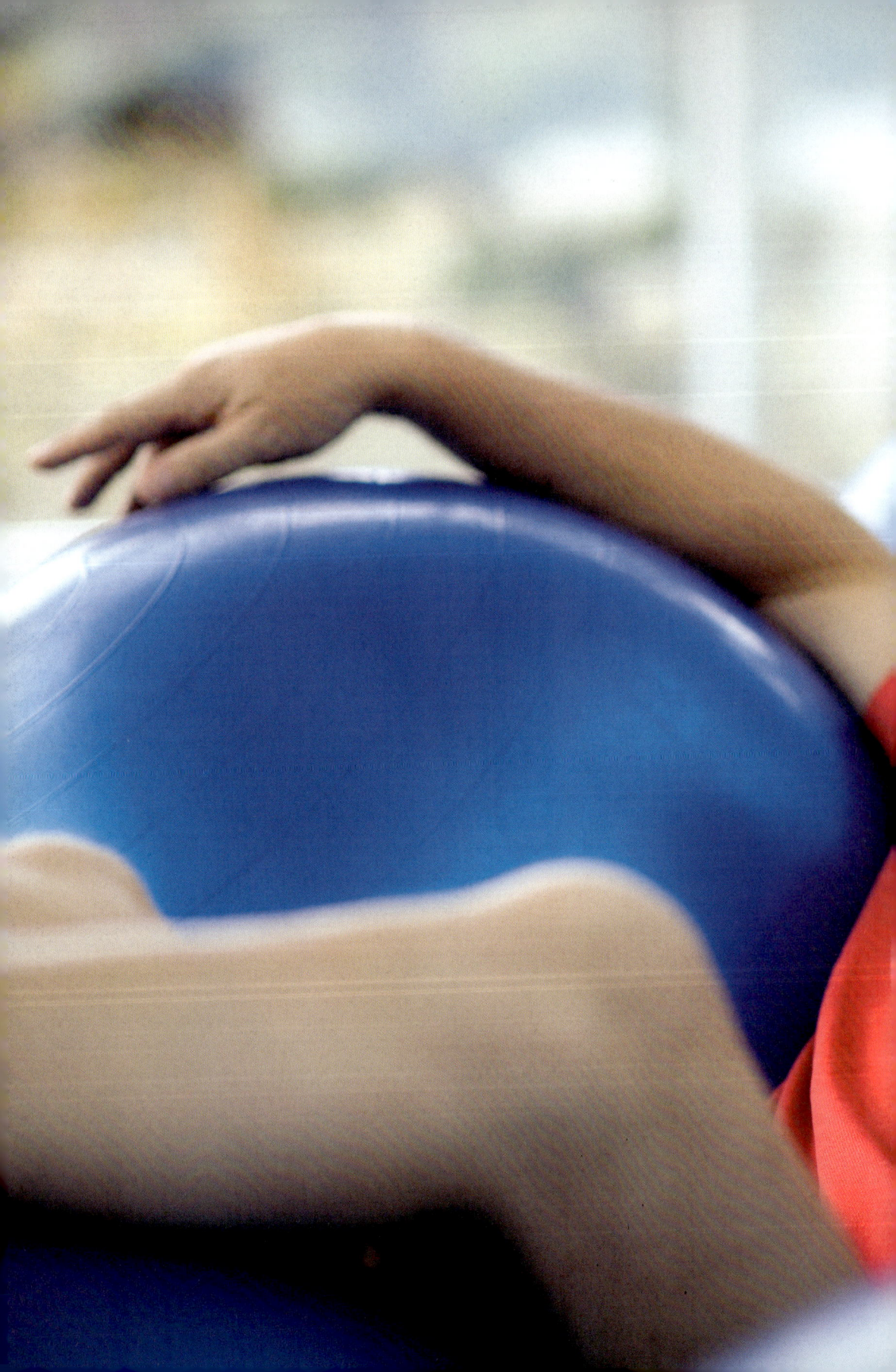

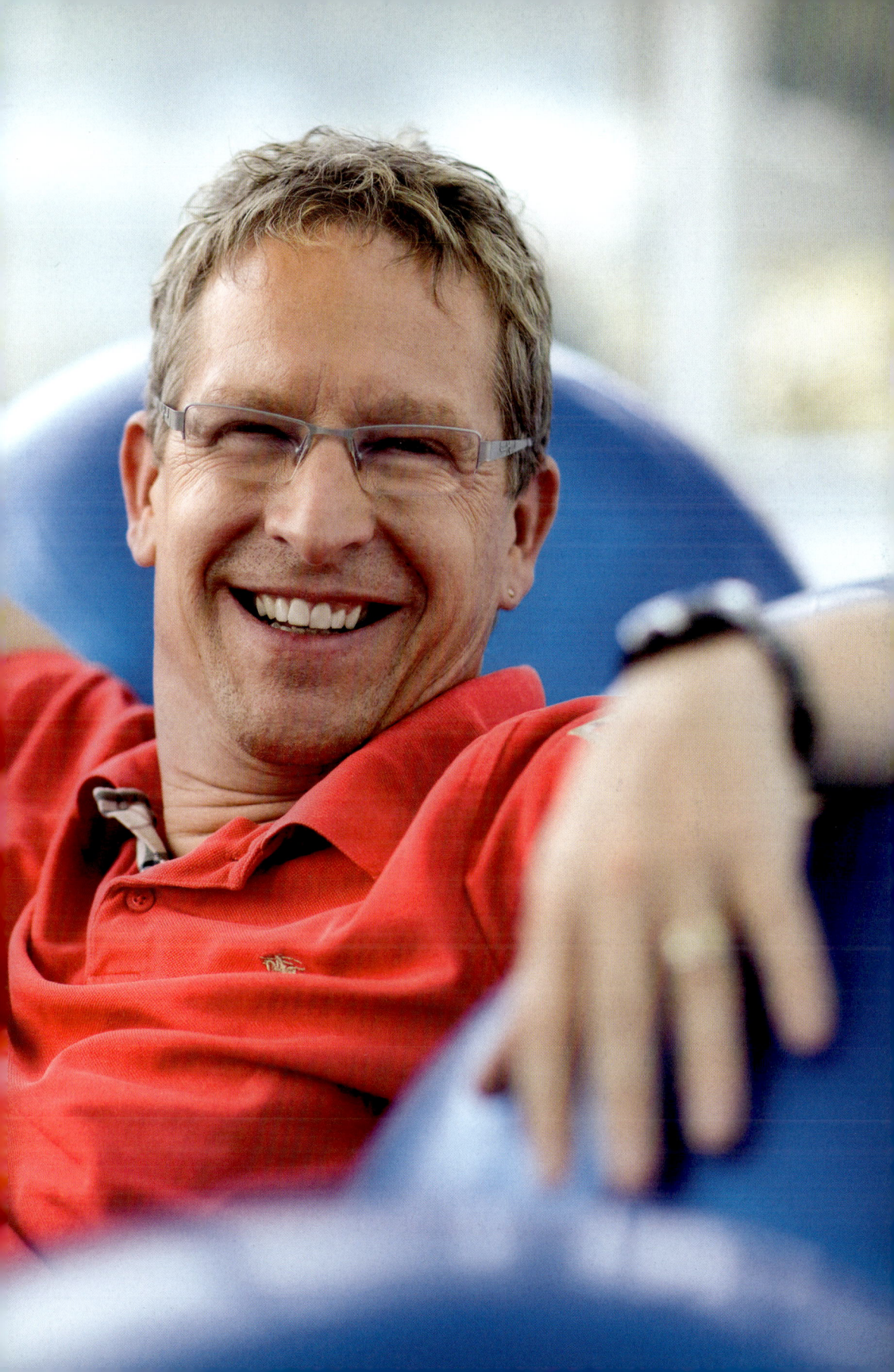

ALT WERDEN ODER ALT WERDEN?

Die Regulationsfähigkeit des Bindegewebes, die Fähigkeit, alle Zellen in einem bestmöglich arbeitenden Verbund zu halten, jeder Einzelnen ihre Aufgaben zuzuteilen, sie zu kontrollieren, bei Bedarf auszutauschen, durch neue zu ersetzen, hängt von der Kooperation von Gehirn und Bindegewebe ab. Die Abnützung dieser funktionellen Einheit verstehen wir als Alterungsprozess. Er unterliegt unzähligen Einflüssen, die von außen, aber auch von innen einwirken. Alterung bedeutet aber nicht nur Abnützung, sondern auch lernen, Erfahrungen sammeln, die funktionellen Systeme besser zu organisieren, sie zu trainieren, sie zu »schleifen«. Älter zu werden bedeutet, die Organsysteme optimaler in Balance zu bringen, das Zusammenspiel von Körper und Geist zu schulen und ökonomischer zu agieren. Neugeborene und kleine Kinder sind noch sehr sensibel in dieser Beziehung, sehr anfällig gegen Verschiebungen der regulierenden Prozesse. Das ist auch in ihrem Verhalten beim Spielen zu beobachten, beim Gehenlernen, beim Begreifen, im Umgang mit anderen, in der Gesellschaft, im täglichen Leben. Was oft spielerisch, einfach oder auch nur unbeholfen wirkt, muss durch viele Wiederholungen gelernt und perfektioniert werden. Bewegungsabläufe sind das Spiegelbild komplex koordinierter Regulationskreisläufe zwischen Gehirn, Nervenbahnen, Bindegewebe und Muskelzellen, wobei das Gehirn als Schaltzentrale und das Bindegewebe als Schnittstelle zu den Muskeln zentrale Stellung einnehmen.

Perfekte Bewegungsabläufe sind – im täglichen Leben genauso wie im Spitzensport – in erster Linie »Kopfsache« und als Folge ständig sich wiederholender Übungsprozesse des Schaltsystems zu verstehen. In einer materialistisch körperbezogenen Denkwelt glaubt man die Eleganz, die Form, die Fertigkeit einer Bewegung in den Muskeln und Gelenken zu finden, trainiert körperorientiert, isst mit dem Gedanken, die Muskeln zu formen, zu stärken und zu vergrößern, doch die weit größere Macht über diese Systeme haben das Gehirn, die Nervenbahnen, das Bindegewebe, der Geist. Es ist also nicht überraschend, dass man im Leistungssport in den letzten Jahren zunehmend die Bedeutung geistiger, neuronaler Schaltkreisläufe zu

ALT WERDEN ODER ALT WERDEN?

beachten begann und durch Einbeziehung von unterbewussten Zentren, spirituellen Leitungsbahnen und automatisierten Schaltkreisen die Bewegungsabläufe besser kontrollieren lernte.

Nach dem philosophischen Grundsatz der Shaolin, »der Körper folgt immer dem Geist«, versteht auch die westliche Welt zusehends, welch unglaubliche Macht in den geistig-seelischen, spirituellen Kräften dieser Schaltkreise abseits des Bewusstseins zu finden ist. So überrascht es auch nicht mehr, dass der Mensch im Alltagsleben, im Beruf und in der Familie immer mehr zu den Werkzeugen von Geist und Seele greift, um Lösungen für die immer größer werdenden Probleme zu finden. Vor allem der Geschwindigkeitsfaktor der computerisierten Neuzeit scheint damit eher lösbar und Abläufe scheinen ökonomisch kontrollierbar zu werden. Die zunehmende Beschleunigung des Lebens kann nur mehr durch Automatisierungen auf der Unterbewusstseinsebene, im Zusammenspiel von tieferen Hirnarealen mit den Zellen, im direkten Datenaustausch über die Leitungsbahnen und das Bindegewebe kompensiert werden. Das klingt kompliziert, doch evolutionsbiologisch vorgegebene, längst in jedem von uns entwickelte und bestehende Systeme können diese Aufgabe spielend übernehmen. Stellt sich also nur die Frage, warum wir es dann lernen müssen. Die Antwort ist einfach: Weil wir es verlernt haben!

Warum haben wir es verlernt? Auch hier ist die Antwort einfach: Wir haben in den Jahrzehnten der Industrialisierung, der Mechanisierung, der Materialisierung, der Übernahme von Abläufen durch Maschinen viele der Fähigkeiten vergessen, haben sie nicht mehr »auspacken« müssen, Kinder haben sie gar nicht mehr kennengelernt. Ein neues Problembewusstsein und die wachsende Erkenntnis, dass der Mensch für sich und seine Gesundheit selbst verantwortlich ist, sind die Motoren für diesen löblichen Trend. Die Misserfolge von Medizin und Pharmaindustrie bei chronischer Krankheit, die immer schwerer finanzierbaren Sozialsysteme und die insgesamt veränderte Wirtschafts- und Berufswelt, nicht zuletzt im Zeichen der Finanzkrise, lassen immer mehr »Geschädigte« nach Alternativen in mentalen, seelischen und spirituellen Bereichen suchen. Was uns andere Kulturen im Fernen Osten, in Südamerika oder Australien längst gezeigt hätten, wird

ALT WERDEN ODER ALT WERDEN?

langsam auch bei uns zum Thema. Der Vorwurf gegen den Materialismus westlicher Denkart wird ja schon seit Längerem erhoben, doch die Zuwendung zu einer neuen Spiritualität erfolgt nur zögerlich. Gerade Erfolge im Sport, ganz besonders in Populärsportarten wie Fußball (das »Sommermärchen« der Fußball-WM 2006), haben der breiten Masse einen Zugang zum Einsatz mentaler »Werkzeuge« für den persönlichen Erfolg geöffnet: Gesundheit als Folge neuen Denkens.

Gesundheit und Altern sind in erster Linie zentrale Schaltprozesse von Gehirn und Bindegewebe im Zusammenspiel mit den Organstrukturen, die für die Kommunikation mit der Umgebung verantwortlich sind. Ernährung – zu der im weiteren Sinn auch die Atmung zählt – steht gleich an zweiter Stelle und trägt maßgeblich zur Gesundheit und zur Qualität des Alterungsprozesses bei. Zählen wir zur Ernährung die Aufnahme von Wasser und Mikronährstoffen hinzu, die Pflege der Haut, die tiefe, langsame Atmung, die Verdauungsvorgänge in einem funktionierenden Darm, die Harn- und Stuhlausscheidung und die optimale Funktion von Leber und Bauchspeicheldrüse, so sind Immunsystem, Gesundheit und Alterung in bester Koordination gewährleistet. Das Thema Ernährung rückt zwar neuerdings immer mehr in den Mittelpunkt des Interesses, doch die Zusammenhänge gerade von Mikronährstoffen, die Bedeutung der Mikroorganismen im Darm und Immunsystem sind den meisten Menschen noch fremd. Folglich ist man sich bestenfalls der Werbung von Nahrungsmittel- und Pharmaindustrie bewusst, nicht jedoch der natürlichen Grundlagen der Biologie.

Nach der Geburt werden die Kinder idealerweise gestillt und bekommen neben Energiestoffen, Eiweißbausteinen und Mikronährstoffen wie Vitaminen, Mineralien, Spurenelementen und sekundären Pflanzenbegleitstoffen eine ganze Palette an Immunkörpern zur Abwehr von Infektionen und Krankheiten. Später beginnen die Kinder Zukost zu verzehren, wodurch die Darmschleimhaut mit unzähligen Mikroorganismen besiedelt wird. Es entsteht ein regelrechter »Regenwald« üppig florierender Vegetation, die in einem ökologischen Gleichgewicht zueinander und im Zusammenspiel mit den immer neu hinzukommenden Nährstoffen steht. Die vielen Milliarden Bakterien treten in eine wundersame Symbiose mit dem Makroorganismus

ALT WERDEN ODER ALT WERDEN?

Mensch, indem sie für die Aufschlüsselung der Nährstoffe in ihre Grundelemente und die Übernahme in die Blutbahn sorgen. Ihre Anwesenheit wird umso wichtiger, je älter der kleine Mensch wird, um das geregelte Wachstum und die Integration in die Umwelt sicherzustellen.

Doch leider beginnt in der modernen zivilisierten Welt bereits in diesem jungen Alter eine Beschleunigung des Alterungsprozesses durch todbringende Antibiotika und Konservierungsstoffe, welche die Industrie zum angeblichen Schutz vor Krankheiten anbietet. Der »Regenwald« des Darms leidet oft schon in den ersten Monaten jungen Lebens unter der tödlichen Wirkung und unterliegt einer unwiderruflichen »Brandrodung«, die nur mühsam und unter Akzeptanz von Kompromissen wieder aufgebaut werden kann. Selbstverständlich haben uns die Antibiotika in den vergangenen Jahrzehnten auch großen Segen gebracht und viele Millionen Leben gerettet, aber sie werden nach wie vor viel zu kritiklos verabreicht, weil in der westlichen Schulmedizin nicht Biologie, sondern Chemie und Pharmakologie gelehrt werden – eine Erfahrung, die ich selbst vielfach machen musste. Aber auch die Konservierungsstoffe, derer sich die Nahrungsmittelindustrie bedient, um Speisen unverderblich zu machen, haben für die Darmfauna (für mich der bessere Begriff als »Darmflora«, da die Besiedlung durch tierische Organismen erfolgt und Bakterien nicht, wie früher angenommen, zu den Pflanzen gehören) über die Jahre katastrophale Konsequenzen. Es darf also nicht verwundern, dass viele Menschen unzählige Nahrungsmittelunverträglichkeiten entwickeln, die ihrerseits zu schweren Allergien und chronischen Krankheiten wie Entzündungen, Arteriosklerose oder Krebs führen.

Diese Krankheiten sind typische Phänomene der Alterung und werden daher auch als Alterskrankheiten bezeichnet – bedauerlich ist nur, dass diese Krankheiten heutzutage bereits im Kindes- und Jugendalter auftreten! Doch auch an dieser Stelle missachtet die Schulmedizin vielfach die Naturgesetze und setzt Medikamente statt Mikroorganismen und Nährstoffen ein. Ich stehe immer wieder fassungslos vor der Tatsache, dass so viele meiner Arztkollegen einer gesunden Versorgung mit Mikronährstoffen im Sinne gezielter naturnaher Nahrungsergänzung kein oder nur wenig Augenmerk schenken und sich gerade mal einer sogenannten ausgewogenen Ernäh-

ALT WERDEN ODER ALT WERDEN?

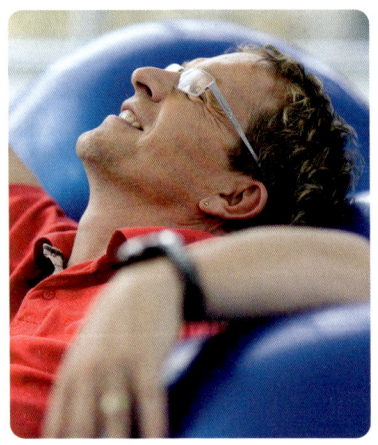

rung widmen. Wie aber soll ausgewogene Ernährung funktionieren, wenn es an allen Ecken und Enden fehlt? Gesunde Ernährung beginnt beim Darm. Ein gesunder, in Balance funktionierender Darm, »versteht« die Natur und weiß mit den Nährstoffen umzugehen. Die optimale Resorption der richtigen Kost liefert den Billionen Zellen über den harmonisch im Gleichgewicht stehenden Bindegewebsraum die notwendigen Lebensmittel. Die Energiegewinnung in den Mitochondrien, den Kraftwerken der Zellen, erfolgt unter Beteiligung von Sauerstoff. Ihre Ausscheidungsprodukte fließen über den Zwischenzellraum, die Lymphe und das Blut rasch und unbehindert in die Ausscheidungsorgane Lunge, Niere, Leber, Darm. Vitamine, Mineralstoffe, Spurenelemente und sekundäre Pflanzeninhaltsstoffe sorgen gewissermaßen als »Schmier- oder Vitalstoffe« für die perfekte Funktion und das innere Zusammenspiel, und der Gesamtorganismus steht ideal im Gleichgewicht. Das Immunsystem wird von dieser Ökologie genährt und schützt den Makroorganismus vor Alterung und Krankheit.

Somit ergibt sich die Frage, ob Altwerden »Schicksal« oder Resultat eines entsprechenden Lebensstils ist. Die meisten Leser werden die Antwort wohl bereits im vorhergehenden Absatz gefunden haben. Oft hört man Menschen sagen: »Oh nein, so alt möchte ich nicht werden!« Mir verschlägt es zumeist die Stimme, denn wie alt wollen sie denn dann werden? Und vor allem, woran möchten sie denn sterben? Na, die meisten würden vielleicht sagen, an einem Sekundenherztod oder eben ganz schnell und schmerzlos. Aber seien wir einmal ganz ehrlich: Wie soll das funktionieren? Sekundenherztod – und das in noch jungen Jahren? Das gibt es nicht! Ich möchte Sie dazu ermuntern sich vorzunehmen, richtig schön alt zu werden, dabei immer frisch, geistig rege und beweglich zu bleiben und das Leben bis zum letzten Tag zu genießen. Nehmen Sie sich etwas Wertvolles vor, denn unser Gehirn funk-

ALT WERDEN ODER ALT WERDEN?

tioniert besser, als Sie glauben: Alles, was Sie denken, wird früher oder später eintreten – die sich selbst erfüllende Prophezeiung. Die Shaolin-Mönche würden sagen: Der Körper folgt immer dem Geist. Wenn Sie sich ein solches Vorhaben gesetzt haben, werden Sie in den nächsten Jahren mit Sicherheit viel eher – und vor allem ökonomisch unterbewusst – das Richtige tun, um gesund und munter alt zu werden, keine schweren Krankheiten ertragen und vor allem kein Siechtum erleben zu müssen. Und dann denken Sie noch einmal kurz daran, was passieren würde, wenn Sie denken: »Ich möchte nicht so alt werden!«

Wie in anderem Zusammenhang bereits beschrieben, ist auch hier der Kopf alles entscheidend, ob Sie alt – oder alt werden. Tut Ihr Geist nicht seines dazu, werden Sie schnell alt, ohne aber wirklich alt zu sein. Leistet er bessere Arbeit, gehen Ihre Gedanken in eine andere Richtung und Sie werden sehr alt werden, immer aber jünger aussehen, als Sie wirklich sind – Ihr biologisches Alter liegt unter dem chronologischen. Werfen Sie einmal einen Blick auf Ihren Freundeskreis, Sie werden nicht lang suchen müssen und Menschen entdecken, bei denen Sie diese Zusammenhänge beobachten können.

Das Aussehen eines Menschen ist geprägt von Haut- und Figurveränderungen, die durch Einwirkung der Erdanziehungskraft, durch (Sonnen)-Licht, Wind, Temperatur, Stress, Lebensmittel, Suchtgifte, körperlicher Überforderung und andere schädigende Gewohnheiten verursacht sind. Unser zentrales Steuerorgan, das Gehirn, kann auf alle Faktoren einwirken, wenn auch nicht immer und überall, doch das, was wir unter Lebensstil verstehen, kann mehr oder weniger ständig beeinflusst werden. Gesund zu bleiben, ein langes, erfülltes Leben zu führen, überdurchschnittlich alt zu werden und vielen Menschen damit ein Vorbild zu sein soll das Ziel gesundheitsbewusster Lebensweise sein.

Sie entscheiden ab heute – ganz allein!

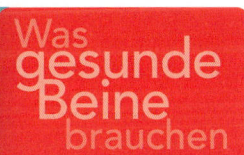

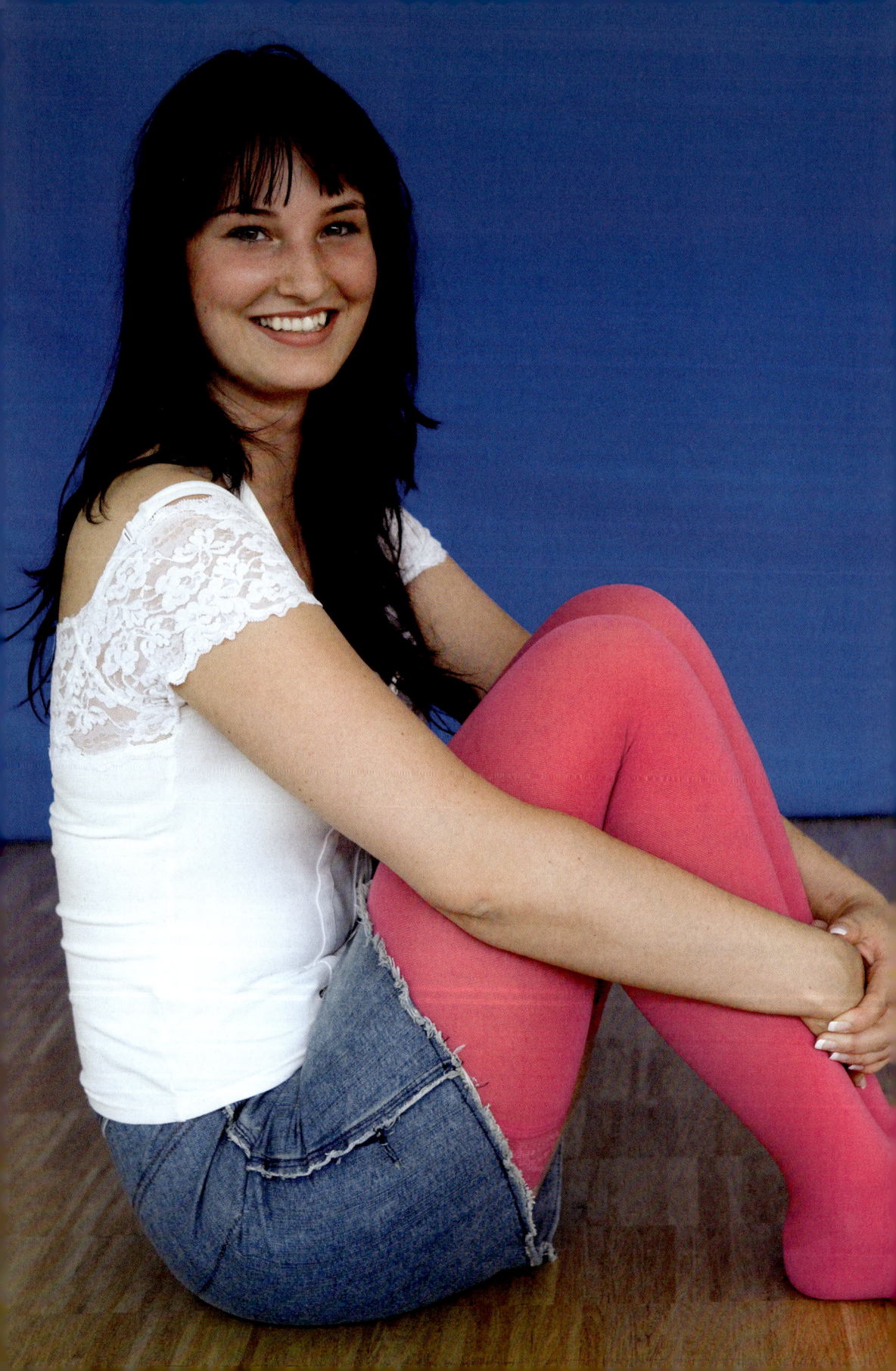

Kapitel 8

VENEN, GELENKE UND WIRBELSÄULE

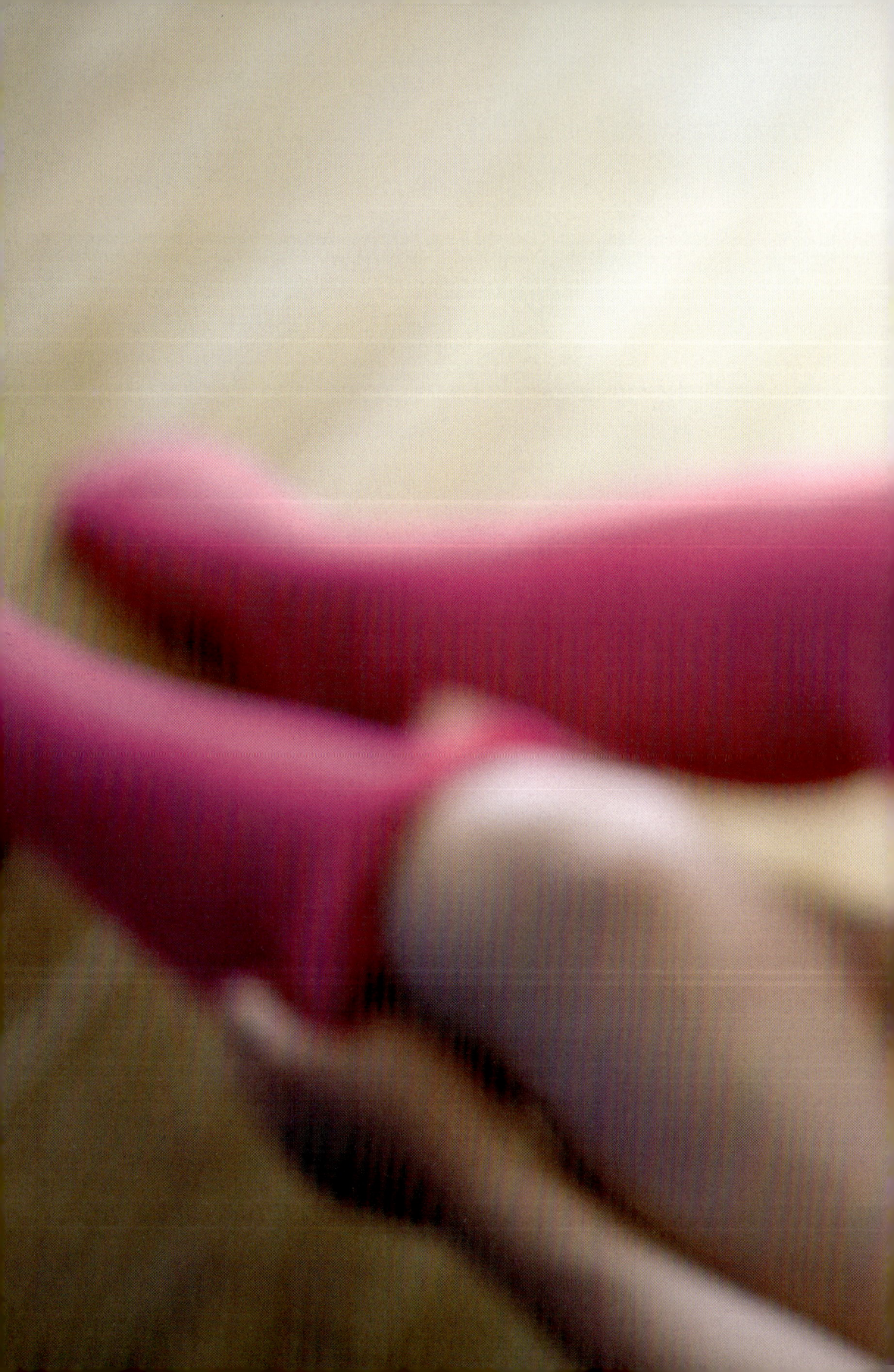

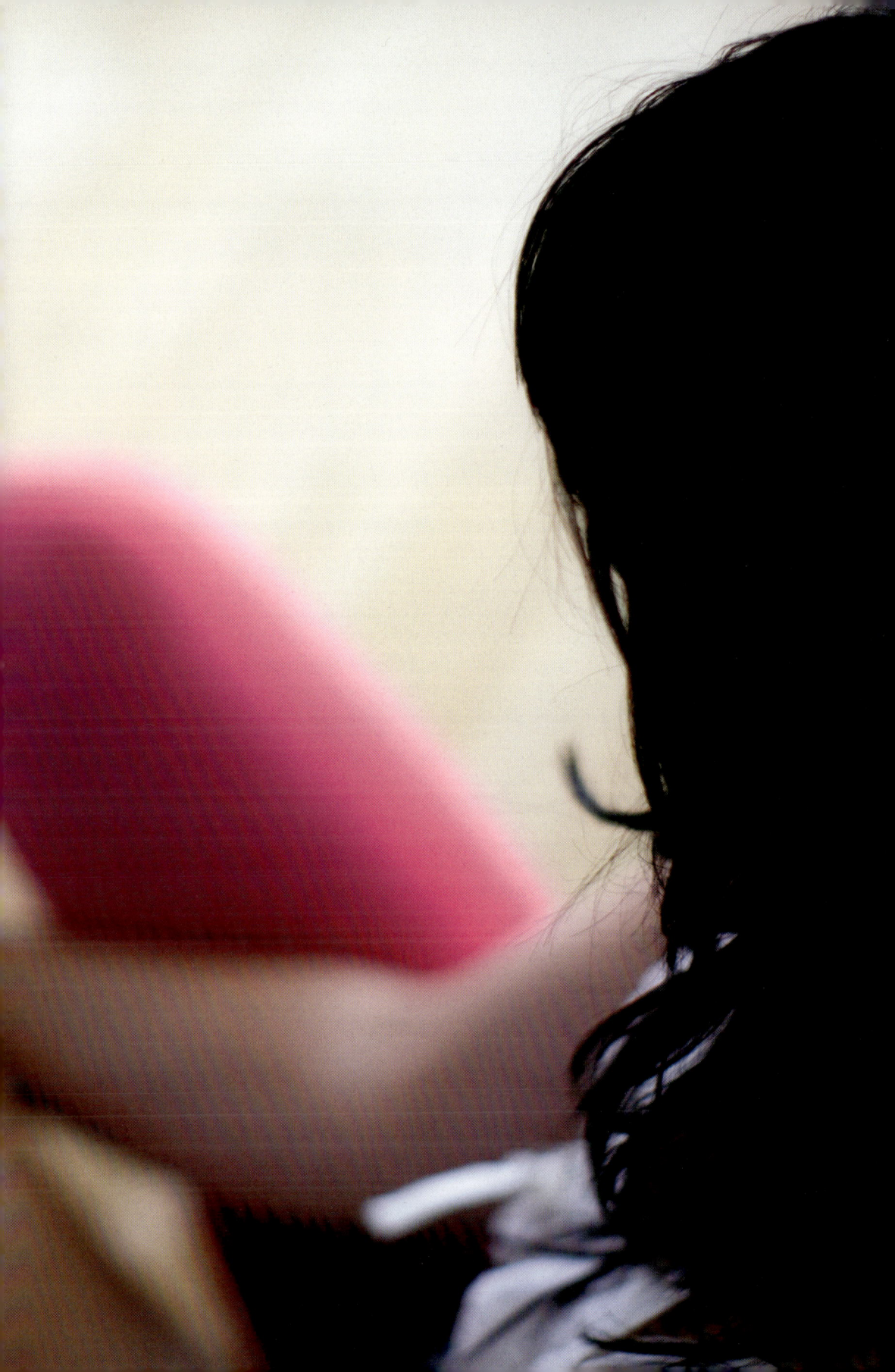

VENEN, GELENKE UND WIRBELSÄULE

Wie der Name schon sagt, sollte der Bewegungsapparat des menschlichen Organismus der Bewegung dienen. In der Entwicklungsgeschichte der Natur war damit die Fortbewegung gemeint, also die Möglichkeit, durch Ortsveränderung immer wieder neue Bedingungen für Nahrungsangebot, Regeneration, Erlebnis, kurzum für Abwechslung zu finden. Die Evolution hat darüber hinaus dem Menschen zur besseren Ausschöpfung der intellektuellen Möglichkeiten den aufrechten Gang geschenkt, ihm damit mehr Überblick über seine Umgebung und auch das Gefühl der Herrschaft vermittelt.

Wissenschaftliche Untersuchungen bestätigen, dass der Mensch sich mit all seinen Vorfahren seit ungefähr drei Millionen Jahren in der aufrechten Körperhaltung fortbewegt. In dieser Zeit hat er viele Anpassungen erfahren, um den Kräften der Natur erfolgreich zu begegnen. Eine wesentliche Aufgabe war die, die Wirkungen der Schwerkraft der Erde zu kompensieren, weswegen er sich beispielsweise – so wie viele andere Lebewesen auch – in seinen Ruhephasen wieder in eine waagrechte Position begibt, um ausreichend zu regenerieren.

Dennoch ist die Gravitation nach wie vor eine überdurchschnittliche Herausforderung, vergleicht man nur die Möglichkeiten des Menschen, Höhendifferenzen zu überwinden, mit denen anderer Lebewesen. Selbst die nahe verwandten Affen sind viel flinker, beweglicher, elastischer, haben die weit besseren Klettereigenschaften und können von viel höher herunterspringen, ohne sich zu verletzen. Natürlich gibt es auch Lebewesen, die noch weniger wendig, ja viel behäbiger sind, verantwortlich dafür sind das Verhältnis ihrer Körpermasse zu ihrer Körpergröße und die Hebelkräfte, über welche die Lebewesen verfügen. So gesehen hat sich der Mensch in den vergangenen Jahrtausenden noch weiter zu seinen Ungunsten entwickelt und gerade das letzte Jahrhundert hat durch die Automobilisierung und Computerisierung maßgeblich zur Verschlechterung der Hebelverhältnisse beigetragen. Dieser in Relation zur Evolution kurze Zeitraum gab ihm keine wie immer geartete Chance, seinen Körperbau an die geänderten Ver-

VENEN, GELENKE UND WIRBELSÄULE

hältnisse ausreichend anzupassen – die Folgen sind Mängel an Gesundheit und Leistungsfähigkeit.

> *Der Mensch bewegt sich weniger, er lässt sich bewegen.*

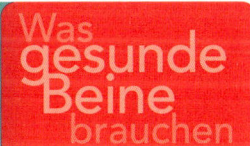

Die Schwerkraft übt viele ungeahnte Wirkungen auf unser Organsystem aus; die meisten sind uns bekannt, doch nicht wirklich bewusst. Ohne Erdanziehung stünden uns im wahrsten Sinne des Wortes die Haare zu Berge, bekämen wir keine Falten im Gesicht, am Hals, am Bauch, an den Armen und den Beinen, viele Frauen hätten ihre wahre Freude mit prall-glatten Oberweiten, in Schwerelosigkeit würden sich aber auch Nahrungsaufnahme und -ausscheidung deutlich erschweren, wie die Erfahrungen der Raumfahrt gezeigt haben. Flüssigkeiten würden nicht fließen, Blätter fielen nicht von den Bäumen, es gäbe keinen Regen und keinen Schneefall, wir könnten keine Wasserkraft nutzen. Auch Rauch würde nicht aufsteigen, er ist ja leichter als Luft, aber wir könnten alle fliegen, in allen Posen schweben, kopfüber, mit dem Überblick eines Piloten oder Astronauten, eines Adlers oder Schmetterlings.

Allerdings hätte uns die Natur eine andere Art der Fortbewegung, eine Technik nach dem Rückstoßprinzip zur Verfügung stellen müssen, denn ohne Erdanziehung gäbe es auch (fast) keinen Reibungswiderstand, Flügel wären wirkungslos und Beine, ohne Saugnäpfe an den Fußsohlen, würden uns nicht vorwärtsbewegen. Die Erde und all die anderen Planeten und Sterne wären keine Kugeln, es gäbe keine Sonnensysteme mit einem zentralen Gestirn und solchen, die es elliptisch umrunden – die Natur funktioniert nur durch Massenanziehung und alles Leben auf unserer Mutter Erde ist erst dadurch entstanden. Leben wird dadurch neu geweckt und Leben ist dadurch vergänglich. Menschen, Tiere, Pflanzen, jegliches Leben unterliegt dem Phänomen der »Verwitterung«. Langsam zu verwittern, lange gesund zu sein bedeutet, viele Jahre alt zu werden. In der technisierten Zeit von heute macht die Schwerkraft den Menschen mehr zu schaffen denn je. Zu viele Kalorien

VENEN, GELENKE UND WIRBELSÄULE

tragen zu großer Gewichtszunahme bei, Beine und Wirbelsäule müssen täglich überdimensionale Lasten bewältigen und werden rascher abgenützt. Die Gelenke müssen Kräften widerstehen, für die sie nicht gebaut sind, und selbst die Knochen verformen sich vielfach unter dem überdurchschnittlichen Druck. Die Medizin repariert zwar die Gelenke und Knochen durch die Prothetik, doch viel einfacher wäre es, das Größen-Gewichts-Verhältnis schon von vornherein den Prinzipien der Natur entsprechend zu kontrollieren. Die Nahrungsmittelindustrie leistet hierbei einen wesentlichen Beitrag, indem sie seit vielen Jahren den Menschen der zivilisierten Welt (mit einem typischen West-Ost-Gefälle von den USA nach Asien) eine gesunde Ernährung durch Optimierung von Geschmack, Geruch und Aussehen vermittelt. Jegliche Werbung seit den Nachkriegsjahren war darauf ausgerichtet.

Erst allmählich setzt sich ein neuer Ernährungstrend durch, demzufolge sich die Menschen mehr und mehr an den Inhaltsstoffen der Lebensmittel orientieren und den Wert der Mikronährstoffe zu erkennen beginnen. Figur, Aussehen, Ernährungszustand und damit die Gesundheit hängen viel mehr von der Qualität und der Menge der täglich konsumierten Mikronährstoffe (Vitamine, Mineralstoffe, Spurenelemente, sekundäre Pflanzenbegleitstoffe, Ballaststoffe) ab als von den Kalorien liefernden Makronährstoffen (Kohlenhydrate, Eiweiß, Fett). Natürlich brauchen wir Eiweiß (Proteine), um den regelmäßigen Zellaufbau, die Zellerneuerung und -reparatur sicherzustellen, und natürlich brauchen wir Energie liefernde Kohlenhydrate und Fette, zumal in ihnen auch viele der lebenswichtigen Mikronährstoffe enthalten sind – doch nur, wenn sie aus der Natur stammen und rein und unverfälscht sind. Industriell gefertigte Nahrung ist weit von der Natur entfernt, sie beinhaltet mehr künstliche, von Menschenhand entwickelte Inhaltsstoffe als natürliche, weshalb neutrale wissenschaftliche Untersuchungen ihnen kein gutes Zeugnis ausstellen. Wir sprechen von sogenannten »leeren« Kalorien, wenn Lebensmittel fast nur mehr künstliche Konservierungsstoffe, Emulgatoren, Bindemittel, Farb-, Duft- und Geschmacksstoffe beinhalten.

Es liegt in unserer Hand, den Weg hin zur Natur wieder zu finden, ihren hohen Stellenwert wieder zu erkennen und wertzuschätzen. Mit Kräutern vom Fensterbrett, Obst und Gemüse vom Nachbarn oder vom naturnahen

VENEN, GELENKE UND WIRBELSÄULE

Direktvermarkter, Fleisch und Wurstwaren aus dem regionalen Umfeld und Milchprodukten vom ortsbekannten Bauern kann man sich schon Abhilfe schaffen – zugegeben, nicht sofort, aber wenn Sie sich ein wenig bemühen, sich informieren und in der Umgebung herumfragen, wird es Ihnen bald gelingen! Ein ganzheitliches Ernährungskonzept, eingebunden 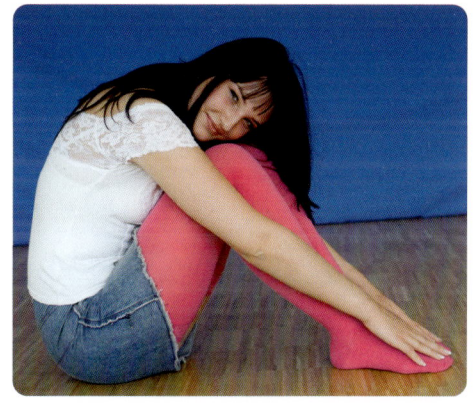 in die **5 Säulen der Gesundheit,** unter Berücksichtigung gesellschaftlicher, sozialer, beruflicher und existenzieller Verhältnisse, ist des Rätsels Lösung, um Figur und Gewicht den Gesetzen der Natur wieder anzupassen. Trainieren Sie Ihre Figur, trainieren Sie Ihre Beine, Ihren Bauch, Ihren Po, Ihre Arme, trainieren Sie Ihren Geist, denn er widersteht sogar einem Teil der Erdanziehungskraft, macht uns manchmal beinahe schwerelos, lässt uns flink sein wie ein Wiesel, macht uns Beine! Wenn unsere Gedanken nach einem ganzheitlichen Denkprinzip vorausgehen, können wir viele unserer Ziele und Träume wahr machen, uns fit und schön machen, erreichen, was wir uns früher nicht vorstellen konnten. Auf die Vorstellung kommt es an, es ist die Kraft der Imagination, die Kraft der Vision, die Magie des unbesiegbaren Glaubens. Machen Sie alles Erdenkliche wahr – darin unterscheiden sich Sieger von Verlierern, nur darin! Also dann – starten Sie los!

Im Zusammenhang mit der Ernährung spielen heute Umweltgifte, Schwermetalle und auch Wasser eine ganz bedeutsame Rolle für unseren Bewegungsapparat und unsere Gesundheit im Allgemeinen. Die Schwermetall- und Toxinbelastung nimmt durch eine unkontrollierte Anhäufung von Quecksilber, Blei und Cadmium sowie durch eine Vielzahl vom Menschen produzierter giftiger Substanzen dramatisch zu und hat bereits in vielen Regionen Europas zu beängstigenden Konzentrationen in den Böden, in der Nahrung, im Wasser und in der Luft geführt. Schwermetallausleitung unter naturheilkundlicher Leitung von Ärzten und Heilpraktikern ist heute

VENEN, GELENKE UND WIRBELSÄULE

bereits Standard bei chronischen Krankheiten wie Krebs, den chronisch-entzündlichen Formenkreisen, Multipler Sklerose, Alzheimer und vielen anderen mehr, weil längst bewiesen ist, dass ihre belastende Wirkung das Immunsystem schwächt und der Entstehung dieser Krankheiten freien Lauf lässt. Viele Zahnärzte entfernen ihren Patienten (meist nach entsprechender Austestung) ihr »veraltetes« Amalgam »schuldbewusst« wieder aus den Zähnen und ersetzen es durch Keramik oder Gold. Uralte Bleiwasserleitungen werden wieder ausgebaut und durch schadstoffärmere ersetzt. Das Bewusstsein um den oft exorbitanten Cadmiumgehalt in Getreide, Meeresfrüchten und natürlich im Zigarettenrauch ist stark gestiegen.

Wasser ist das beste Lösungsmittel, das uns die Natur zur Verfügung stellt, würden wir nur genug davon trinken und bei der Auswahl etwas kritischer sein. Aus Wasser und Mineralsalzen entstand einst das erste Leben: die Einzeller. Jede Zelle wurde zunächst von salzigen Wassermassen umspült, ehe sie Jahrmillionen später den Weg an Land fand und ein eigenes Binnenwassersystem – das Bindegewebe – entwickelte. Doch Binnenwässer müssen gespült werden, um nicht zu verschlacken, um nicht durch Bakterien, Giftstoffe und Abfallprodukte zu verwahrlosen und um ihre Transportfunktion von Nährstoffen aufrechterhalten zu können. Die Matrix, der Zwischenzellraum, unser Bindegewebe, wirkt wie ein Sieb, das mit seinen Fasern molekulare und kolloidale Strukturen abfängt und das nur durch die Spülfunktion des Lebenswassers gereinigt werden kann. Auch das intrazelluläre Wasser wird – zumindest wenn die Zelle abstirbt und erneuert wird – auf diesem Weg gesäubert. Die Makrostruktur unserer Gewebe ist maßgeblich davon abhängig, wie diese Prozesse ablaufen und in welchem Zustand das Bindegewebe ist.

Der gesundheitsbewusste Mensch kann viel dazu beitragen, seinen Alterungsprozess auf diesem Weg zu beeinflussen. Auch unser Bewegungsapparat, die Knochen, Gelenke, Muskeln, Bänder und Sehnen, unsere Beine, das Becken, die Wirbelsäule leben vom Wasser und profitieren von der Reinigungsfunktion. Gesunde Gelenke und Muskeln machen die Bewegung geschmeidig, spielerisch, elegant, lassen uns als Mensch beeindrucken, ob beim Gehen auf der Straße, im Büro oder beim Sport. Eine

VENEN, GELENKE UND WIRBELSÄULE

gesunde Wirbelsäule lässt den aufrechten Gang majestätisch wirken, bringt Schwung ins Leben, ist Ausdruck von Erfolg und Zufriedenheit.

Viele Menschen tragen eine zu große Last, die Wirbelsäule beginnt darunter zu leiden, wird bucklig und beginnt zu schmerzen. Die »wiederentdeckte« Craniosacrale Osteopathie (eine spezielle Form der Physiotherapie) hat diese Zusammenhänge erkannt, ist ganzheitlich orientiert und schafft erfolgreich Abhilfe.

Auf dem Weg zur Gesundheit muss man nur lernen, dass diese ein langwieriger, lebenslanger Arbeitsauftrag ist und alle zu erledigenden Aufgaben konsequent und konstant erfüllt werden müssen – »Wundermittel« haben hier keinen Platz. Jegliche Art von Therapie und Training der Wirbelsäule ist – ebenso wie ihre krankhafte Veränderung – immer ein Prozess, der über Jahre stattfindet. Fangen Sie also heute an, Ihre Wirbelsäule fit zu machen, nützen Sie anfangs die Möglichkeiten der modernen Behandlungsverfahren und lernen Sie mit der Zeit, Ihren Rücken in den Griff zu bekommen – legen Sie die Last ab.

Entledigen Sie sich der Probleme, ersetzen Sie sie durch Lösungen, Sie wissen ja:

> *Krankheit und Gesundheit ist wie Problem und Lösung!*

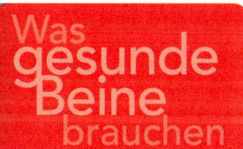
Was gesunde Beine brauchen

Eine Herausforderung für den menschlichen Organismus sind auch die klimatischen Bedingungen. Alle Lebewesen haben sich ihre Lebensräume dort gesucht, wo sie imstande waren, ihre Wärmeregulation auf die Umgebung abzustimmen. Viele Tiere haben ein dickes Fell und isolierende Fettschichten, die dem Wärmeaustausch entgegenwirken und die Energie zu konservieren helfen.

Beim Menschen spielen die Gliedmaßen eine wesentliche Rolle für die Wärmeregulation: Beine und Arme sind »Körperanhängsel« mit großer Oberfläche und kleinem Volumen, sie können Wärme hervorragend über

VENEN, GELENKE UND WIRBELSÄULE

die Blutbahn bis in die Körperspitzen hinaus transportieren und eignen sich bestens für die Abgabe überschüssiger Wärme, die von den Organen zur Aufrechterhaltung der Körperbetriebstemperatur produziert wird. Über die Arterien (Pulsadern) fließt das Blut, angetrieben durch die Pumpfunktion des Herzens, in die Peripherie und über die Venen wieder zurück. Arterieller und venöser Schenkel unterscheiden sich funktionell und somit auch anatomisch, weswegen ihre gesundheitliche Optimierung wie auch diesbezügliche Krankheiten prinzipiell getrennt gesehen werden müssen. Bedingt durch die Erdanziehungskraft ist der arterielle Einstrom des Bluts in die Gliedmaßen in aufrechter Körperhaltung deutlich erleichtert, wohingegen der venöse Rückstrom erschwert ist.

Bei hohen Temperaturen öffnen sich die Kapillaren, und es fließt viel Blut in Beine und Arme, natürlich auch in alle Oberflächenregionen von Kopf und Rumpf, um überschüssige Wärme abzugeben. Gerade für die Beine ist es eine besondere Herausforderung, bei hohen Temperaturen untertags die großen Blutmengen gegen die Erdanziehungskraft wieder zum Herzen zurückzutransportieren – die Folge sind geschwollene, schwere, ziehende, manchmal schmerzende Beine. Die Schwellung der Beine bezeichnet die Medizin als Ödeme.

Der menschliche Organismus besitzt die Fähigkeit, sich innerhalb von Wochen an hohe Temperaturen (weniger an niedrige!) hervorragend anzupassen und mit den Herausforderungen zurechtzukommen. In den ersten Wochen sollten allerdings entsprechende Maßnahmen zur Linderung der Wärmeeinwirkung gesetzt werden. Häufiges Hinlegen beziehungsweise Beinflachlagerung, Abkühlung sowie verstärkte Flüssigkeitszufuhr in Form von quellfrischem Wasser und Bewegung zur Aktivierung der Venenmuskelpumpe tragen zu besserem Wohlbefinden bei. Weit verbreitet ist der Irrtum, dass man dadurch einem Beinvenenleiden maßgeblich entgegenwirken könne, denn in erster Linie dienen solche Maßnahmen dem momentanen subjektiven Wohlbefinden und weniger der dauerhaften Vorbeugung gegen Krankheiten.

Chronische Beinvenenleiden sind zum größten Teil Zivilisationskrankheiten, auch als Alters- oder Alterungskrankheiten bezeichnet, die durch jahr-

VENEN, GELENKE UND WIRBELSÄULE

zehntelanges Fehlverhalten, also unnatürliches, nicht naturkonformes Verhalten entstehen.

Auch die Sonnenstrahlung hinterlässt an unseren Körpern Spuren, sie kann den Alterungsprozess beschleunigen und bei zu großer Intensität und Einwirkungsdauer zu Krankheiten führen. Andererseits ist die Sonne wichtiger Energielieferant, sie liefert uns die wärmenden Infrarotstrahlen und das Lebensfreude, Wohlbefinden, Leistungskraft und Lernvermögen spendende sichtbare Licht (Regenbogenspektrum). Sie nährt damit in gleichem Maß die Pflanzen und vermittelt den Mikronährstoffen ihren hohen schützenden Wert, der uns Menschen in naturnahen Lebensmitteln zu Gute kommt. Mit ihrer Ultraviolettkomponente sorgt die Sonne in der menschlichen Haut für die Umwandlung einer Cholesterol-Vorstufe in das lebenswichtige Vitamin D3. Gleichzeitig entsteht dabei die Braunfärbung der Haut durch das Pigment Melanin als Schutzmechanismus gegenüber der krank machenden Wirkung des Sonnenlichts. Überdosierung von UV-B-Licht führt zu Sonnenbrand und zur Entstehung von Hautkrebs. UV-A in großen Dosen über Jahrzehnte hat eine stark hautalternde Wirkung und zeigt sich in deutlicher Verdickung, Vergerbung und Faltenbildung, wie sie bei alten Menschen im bäuerlichen Bereich durch die jahrelange Arbeit im Freien oft zu sehen ist. Sonnenschutzmittel geben uns heute die Möglichkeit, die gesunde Wirkung des Sonnenlichts zu genießen, ohne die schädliche Wirkung zwingend akzeptieren zu müssen.

Man möchte es nicht glauben, aber sogar der lebensnotwendige Sauerstoff stellt für die Lebewesen ein Risiko dar. Die Zusammenhänge gehen weit in die Erdzeitgeschichte zurück, als es nur einzellige Lebewesen auf unserem Erdball gab. Zunächst brauchten diese primitiven Formen überhaupt keinen Sauerstoff, und es gab auch keinen, ja Sauerstoff war für jegliches Leben vorerst giftig und tödlich. Erst als mit dem Abschmelzen gigantischer Eismassen die bis dahin mit Methan und CO_2 gefüllte Gashülle stark an Sauerstoff zulegte, begannen sich Lebewesen zu entwickeln, die mit dem Sauerstoff leben konnten, die zellkernhaltigen Vielzeller. In ihren Zellkörpern bildeten sie erste »Kraftwerke«, die Mitochondrien, die unter Anwesenheit von Sauerstoff aus Glukose (Einfachzucker) unverhältnismäßig viel an Ener-

VENEN, GELENKE UND WIRBELSÄULE

gie zu gewinnen imstande waren, viel mehr, als bislang ohne Sauerstoff möglich war. Aus einem Molekül Einfachzucker entstanden jetzt 36 Moleküle ATP (Adenosintriphosphat, aktives Phosphat) anstelle von lediglich 2 ATP unter anaeroben (sauerstofflosen) Bedingungen – das war der Beginn des Feuers, der Beginn des Lebensfeuers. Verbrennung ist nur unter Anwesenheit von Sauerstoff möglich, daher waren diese höheren Lebewesen von nun an vom Sauerstoff abhängig. Dennoch bewahrten sie sich die Eigenschaft, zumindest vorübergehend auch ohne Sauerstoff, also anaerob, überleben zu können (zum Beispiel zum Zeitpunkt der Zellteilung). Auch wir Menschen können kurze Zeit, ohne zu atmen, überleben, wir können kurze Strecken sprinten, wir können schwere Arbeiten über kurze Zeit verrichten und dabei ein Sauerstoffdefizit eingehen. Danach müssen wir allerdings über ein paar Minuten nachatmen und den Mangel wieder ausgleichen.

In den Mitochondrien – es gibt zirka 1.500 in jeder Zelle (!) – stehen Millionen sogenannter Atmungsketten bereit für die Energiegewinnung. Sauerstoff gelangt über die Atemwege, über Lunge, Blutbahn und den Zwischenzellraum (Matrix) zur Zellmembran, ins Zellplasma und in die Mitochondrien und verbrennt Glukose zu ATP. Dabei finden sich zu einem kleinen Prozentsatz immer Sauerstoffmoleküle, denen ein Elektron fehlt und die deshalb als »freie Radikale« bezeichnet werden. Die freien Radikale schädigen die Atmungsketten der Mitochondrien, weshalb die Natur den Mitochondrien die Möglichkeit der Eliminierung mittels der Antioxidantien schuf. Antioxidantien sind Substanzen, die ein Elektron übrig haben, es dem freien Radikal zur Verfügung stellen und es damit neutralisieren. Die Glutathionperoxidase ist einer dieser körpereigenen Radikalenfänger. Ihre Schutzfunktion ist wie alle anderen Stoffwechselvorgänge stark nahrungsabhängig (zum Beispiel vom Mikronährstoff Selen) und heute durch Stress und Umweltverschmutzung mehr denn je herausgefordert.

Mangel an Mikronährstoffen lässt die Reaktionen nicht mehr ungestört ablaufen, die Schutzfunktion lässt zu wünschen übrig und die Mitochondrien werden krank, es entsteht die sogenannte Mitochondropathie. Sauerstoff macht krank. Solange der Organismus diese Herausforderung kompensieren kann, solange Stress, unzureichende Ernährungsqualität und Vergiftung

VENEN, GELENKE UND WIRBELSÄULE

nicht zu lange andauern, kann durch Umstellen auf eine gesunde Lebensführung der Zustand wieder rückgeführt werden. Werden aber vor allem Geist und Nahrungsqualität nicht optimiert, schreitet der Krankheits-/Alterungsprozess rascher voran und es schleichen sich zunehmend chronische Krankheiten ein. Die Mitochondropathie wird deshalb von der modernen Naturheilkunde den vielen chronischen Krankheiten als gemeinsames Merkmal zugeschrieben. Heilung der Mitochondropathie bedeutet folglich Heilung chronischer Krankheit!

Atmung, Herz-Kreislauf-System, Verdauungssystem und Nervensystem haben im Mitochondrium, dem Kraftwerk der Zelle, den kleinsten gemeinsamen Nenner. Sauerstoff lässt das Feuer im Menschen brennen und Lebenskraft lodern. Gesunde Gedanken und gesunde Ernährung liefern den Zellen den Brennstoff. Atmung und Herz-Kreislauf-System regeln den Verkehr auf dem Weg von der Umwelt zur Zelle und sind für die perfekte Versorgung und Reinigung des Zwischenzellraums zuständig. Unser Puls ist abhängig von der Atmung, er ist das Spiegelbild der Gesundheit. Mithilfe der HRV (Herzratenvariabilitätsmessung; ausführlich beschrieben in »Diät macht dick«) können die Zusammenhänge eindrucksvoll dargestellt und ein Bild der Gesundheit gezeichnet werden. Menschen, die diese Zusammenhänge verstanden haben, ihren Lebensstil dementsprechend anpassen, Atemübungen (zum Beispiel Qi Gong), Herz-Kreislauf-Training (Gehen, Laufen, Radfahren), aktive Entspannung betreiben, sich naturnah ernähren und in ihrem Umfeld stets danach trachten, dieses »sauber« zu halten, zeigen in den Tests die besten Ergebnisse.

Sauerstoff kann alt und krank machen, muss es aber nicht. Ein der Natur optimal angepasster Lebensstil ist die einfache Antwort auf komplexe Zusammenhänge:

In der Einfachheit liegt die Genialität!

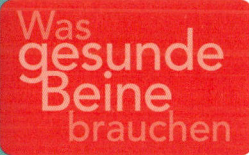

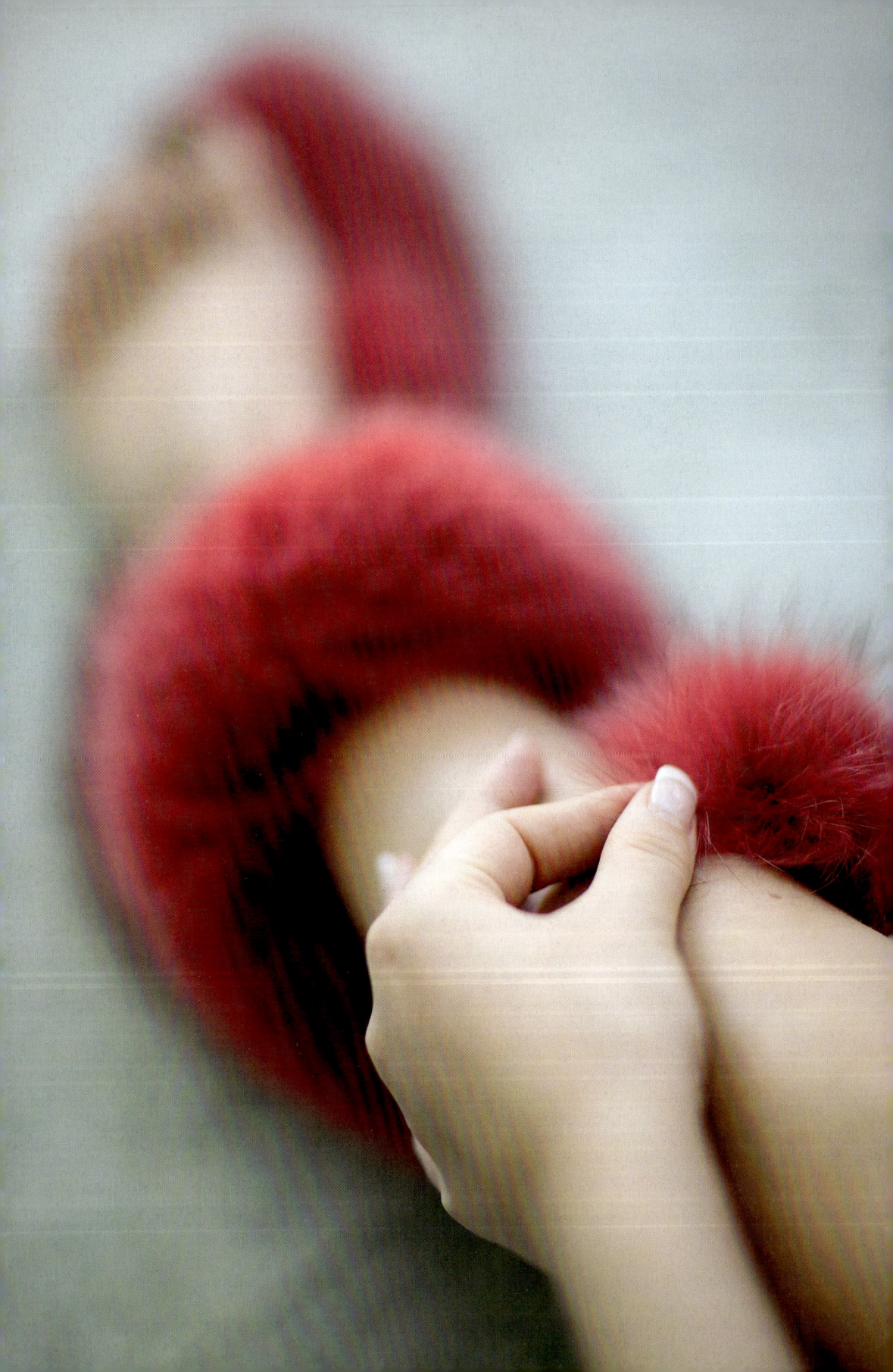

Kapitel 9

GESUNDE WÄRME KANN DOCH NICHT KRANK MACHEN!

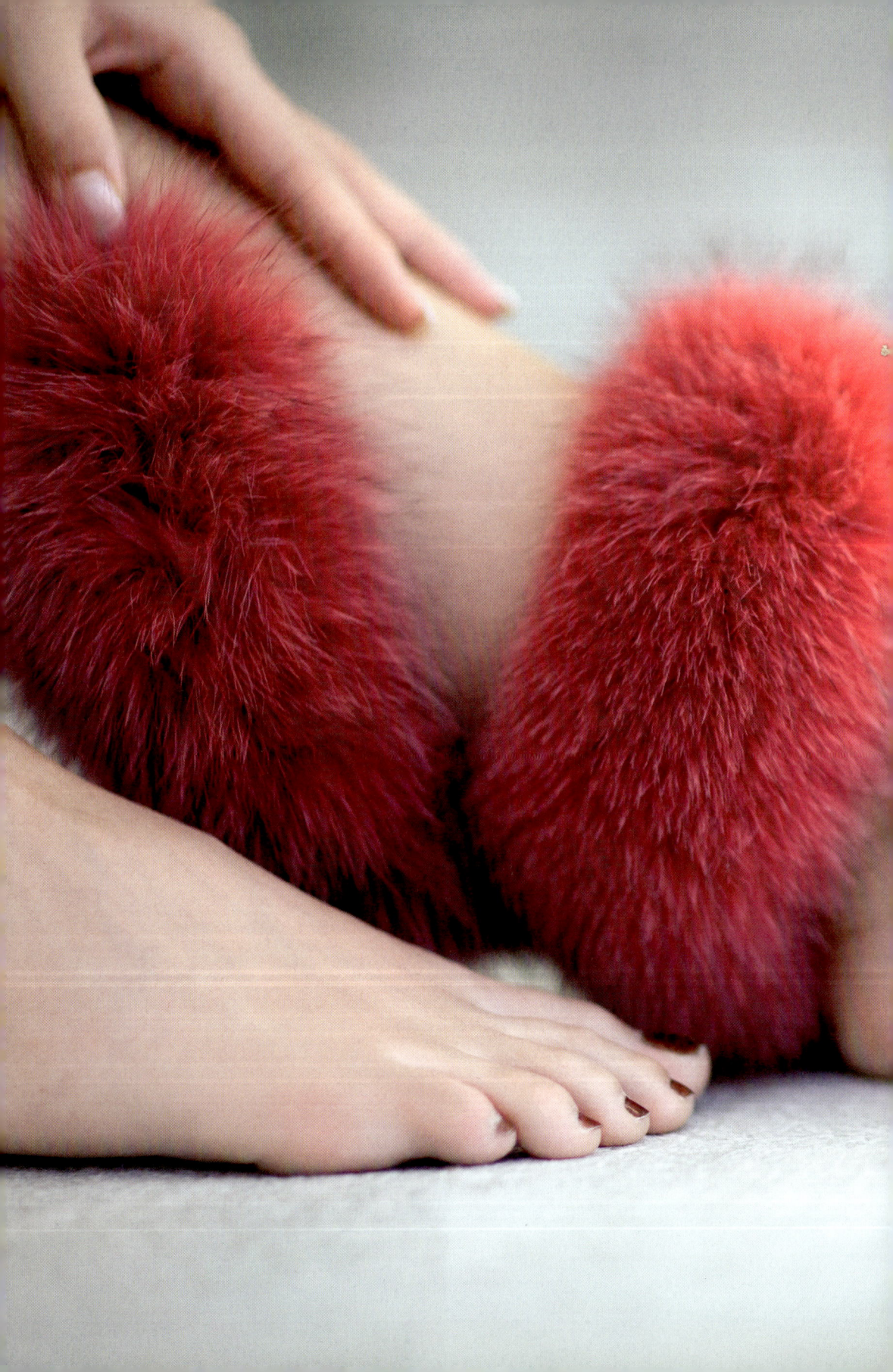

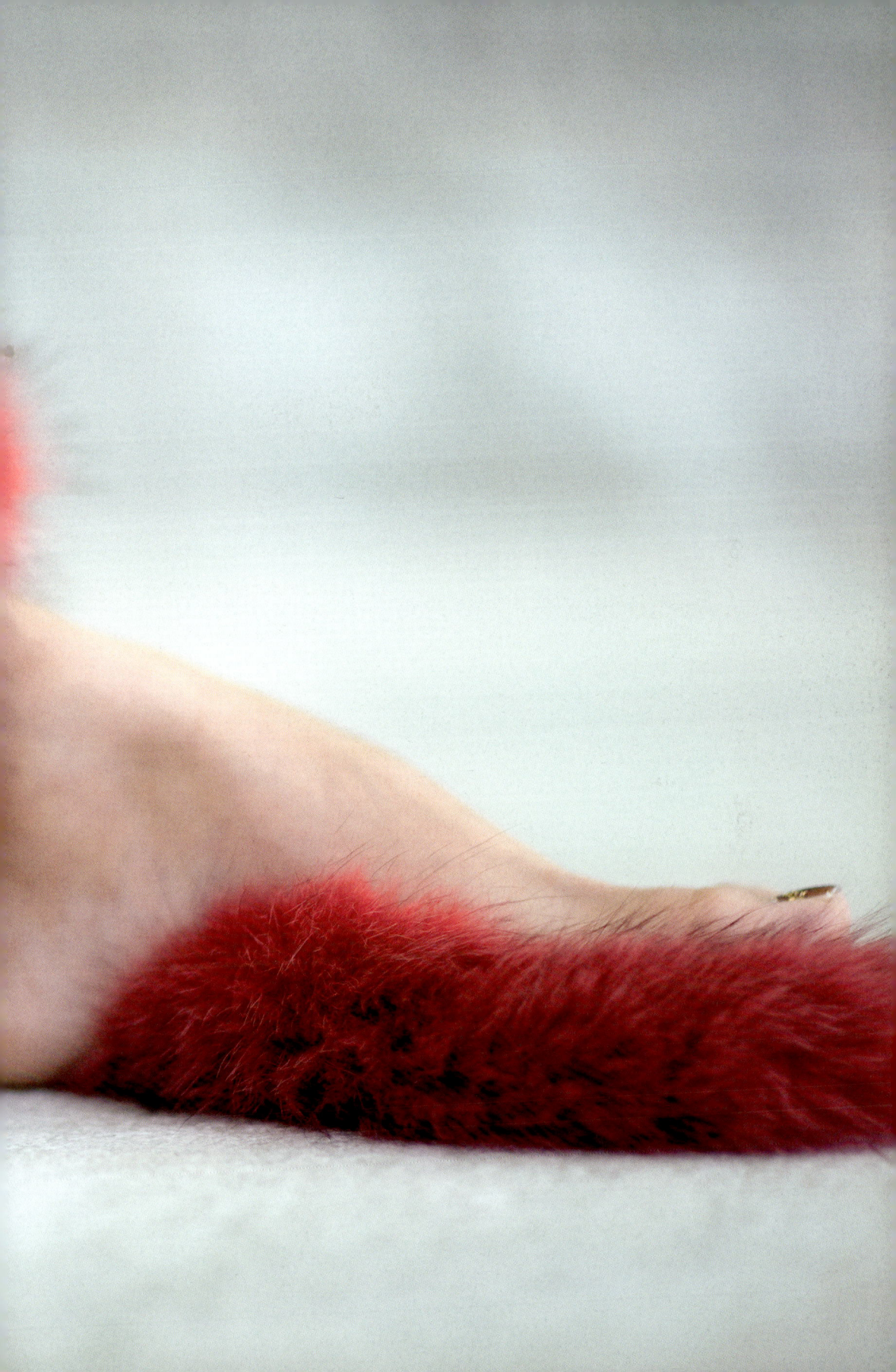

GESUNDE WÄRME KANN DOCH NICHT KRANK MACHEN!

»Warme Füße sind gesund!« Möchte man meinen! Denn hört man Menschen über Fußbodenheizungen schimpfen, müssten kalte Füße wohl das einzig Richtige sein. In unzähligen Gesprächen habe ich Leute beinahe im gleichen Satz sagen gehört: Warme Füße sind gesund – und Fußbodenheizung macht venenkrank. Was ist nun richtig?

Wenn kleine Kinder im Wohnzimmer am Boden krabbeln, spielen und sich wohlfühlen, soll der Boden angenehm warm sein. Wenn wir am Morgen barfuß auf die Terrasse gehen, genießen wir es, wenn der Boden bereits angenehm temperiert ist und die wärmenden Sonnenstrahlen einen wunderschönen Tag verheißen. Wenn wir im Sommerurlaub im heißen Sand oder auf glühend heißen Terracotta-Böden gehen, tragen wir oft Schuhe, um uns vor der Hitze zu schützen. Wenn wir in die Sauna gehen, können wir die 60, 70 oder 80 Grad Celsius nur ertragen, weil der Boden mit Holzlatten ausgelegt ist. In der kühlen Jahreszeit tragen wir wärmende Schuhe, um unsere Füße warm zu halten. Ohne Zweifel, warme Füße sind ein Bedürfnis, das wir alle haben, wenn auch manchmal ein Kneipp-Guss oder ein kühles Fußbad als ausgesprochen angenehm empfunden werden. Was sind nun aber die Temperaturen, die wir suchen?

Mit einem kleinen Ausflug in die Physik möchte ich Ihnen ein wenig helfen, die Zusammenhänge besser zu verstehen. Ein Lehrsatz der Wärmelehre besagt: Wärme geht von Körpern höherer Temperatur auf Körper niedrigerer Temperatur über. Um uns also aufzuwärmen, holen wir uns die Wärme vom Ofen, dem Heizkörper, dem Fußboden oder der Sonne; um uns abzukühlen, geben wir die Wärme an andere Körper ab, typischerweise an die Luft oder an Wasser. Bezeichnenderweise schützen wir unseren Körper aber auch vor zu starker Wärmeabgabe, indem wir uns mit Stoffen bekleiden, welche die von uns im Körperkern produzierte Wärme isolieren. Wärmeschutz war der erste Antrieb der Bekleidungsindustrie, die bereits in Urzeiten mit der Verarbeitung von Tierfellen begann. Heute werden laufend neue Materialien entwickelt, die den Kriterien von Behaglichkeit,

GESUNDE WÄRME KANN DOCH NICHT KRANK MACHEN!

guter Atmungsfähigkeit, Schweißabsorption, Hautfreundlichkeit, Farbe, Design und Passform bei gleichzeitig gutem Wärmetransportverhalten entsprechen. Im Winter steht also der Wärmeschutz im Vordergrund und im Sommer die Luftzirkulation. Wie aber funktioniert die Wärmeregulation im menschlichen Organismus?

Im Körperkern sammelt sich die meiste Wärme, die durch die Arbeit der inneren Organe entsteht. Jeder Arbeitsprozess ist bekanntermaßen mit der Produktion von Wärme verbunden, wir sprechen ja auch von Energie, die verbrannt wird. Der sogenannte Wirkungsfaktor menschlicher Organe ist nach wie vor höher als der aller vom Menschen erfundenen Maschinen; man versteht darunter die Menge gewonnener spezifischer Energie (zum Beispiel Bewegungsenergie beim Laufen) im Verhältnis zur entstandenen Wärme. Je weniger Wärme entsteht und je mehr spezifische Energie gewonnen wird, desto höher ist der Wirkungsgrad. So sollte vergleichsweise beim Auspuff eines Autos möglichst wenig Wärme entweichen, die erreichte mechanische Leistung aber hoch sein. Unser Herz schlägt – man glaubt es kaum – zirka 100.000 Mal pro Tag und fördert dabei eine Blutmenge von 8.000 bis 10.000 Litern (6 Liter pro Minute), das ist wahrlich Schwerarbeit. Auch die übrigen Organe leisten ihre Arbeit und produzieren entsprechend Wärme, wodurch eine »Betriebstemperatur« von 37 Grad Celsius im Körperinneren entsteht. Diese Temperatur wird von einem Temperaturzentrum im Hirnstamm (ein tiefes Areal des Gehirns am Übergang zum Rückenmark) analog dem Prinzip eines Thermostats gesteuert. Steigt die Temperatur durch vermehrte Produktion von Wärme (zum Beispiel durch Laufen) an, wird der Blutkreislauf angekurbelt, die Blutgefäße in der Peripherie, hauptsächlich der Haut von Armen, Beinen und Kopf, werden massiv erweitert. Dadurch gelangt viel mehr Blut an die Körperoberfläche und die überschüssige Wärme wird an die Umgebung abgegeben.

Wir bedienen uns dabei dreier Mechanismen. Eine Form der Wärmeabgabe ist die Wärmestrahlung. Sie ist uns bekannt als Sonnenstrahlung, wir spüren sie aber auch in der Nähe eines gemauerten Ofens oder eines Heizkörpers, ja, wir kennen sie auch aus südlichen Gefilden, wo abends nach Sonnenuntergang die Hausmauern noch stundenlang behagliche Wärme

GESUNDE WÄRME KANN DOCH NICHT KRANK MACHEN!

spenden und man in die Nacht hinein kurzärmelig bei einem Glas Wein und anregender Unterhaltung sitzen kann. Auch Fußböden, warme Steinplatten oder die bloße Erde speichern die Sonnenenergie des Tages viele Stunden und vermitteln wohliges Befinden zu später Stunde. Als Kinder legten wir uns, ausgekühlt vom ewigen Plantschen im kühlen Schwimmbecken, auf die heißen Betonplatten des städtischen Schwimmbads und ließen unsere Körper von den wärmenden Bodenstrahlen wieder aufheizen.

Als kühlende Strahlung wissen wir die elektromagnetischen Wellen des Infrarotbereichs zu schätzen, wenn es einmal sehr heiß ist und wir die kühlen Gemäuer eines alten Kellers betreten dürfen. Wärme und Kühle kann von mineralischen Materialien gut gespeichert werden, sie verschaffen uns angenehme Behaglichkeit, ohne dass wir dabei das Gefühl haben müssen, dass es gesundheitsschädlich sei. Die Bauindustrie hat sich diese Erkenntnisse zunutze gemacht. Im hochwertigen Wohnbau spielen Wärmespeicherung, Isolation, Konstanterhaltung einer gewissen Raumluftfeuchtigkeit und Luftzirkulation sowie Tagesbelichtung eine große Rolle. Wesentlicher Bestandteil sind heute die Beheizung beziehungsweise Kühlung großer Flächen, um möglichst wenig Zirkulation zu verursachen. So werden Böden und Wände beheizt, Wände und Decken gekühlt. Da warme Luft leichter ist als kalte und aufsteigt, wird an den tiefsten Punkten Wärme und an den höchsten Kälte zugeführt. Im Winter fühlt sich ein wandbeheizter Raum wie ein »kuschelig« warmes Wohnzimmer an, im Sommer derselbe Raum mit Wandkühlung wie ein uraltes Schlosszimmer oder ein Weinkeller.

Ich hatte einst ein faszinierendes Erlebnis: Meine Frau und ich interessierten uns für ein neues Heizsystem in unserem Haus – die alte Ölheizung war kaputt geworden und es hieß Ausschau halten nach neuen, modernen, zukunftsweisenden Technologien. Wir erfuhren von einem innovativen Unternehmer, der nach natürlicheren Formen des Wärmens und Kühlens suchte, und besuchten das Kompetenzzentrum der Harreither GmbH in Oberösterreich – hervorgegangen aus der einzigartigen Pioniergeschichte des unermüdlichen Visionärs Dr. Raimund Harreither. Man führte uns in einen Präsentationsraum, eingerichtet wie ein modernes Wohnzimmer.

GESUNDE WÄRME KANN DOCH NICHT KRANK MACHEN!

Draußen war es sommerlich heiß und plötzlich fühlten wir uns wie in einem uralten Kellergewölbe: kühl, erfrischend, entspannend. Es dauerte nicht lange und meine Frau drängte wieder hinaus in den Empfangsraum. Wir wurden auf eine Tasse Kaffee eingeladen und unterhielten uns über die Philosophie des Unternehmens. Eine Viertelstunde später betraten wir denselben Präsentationsraum wieder und wurden von einer ganz anderen Atmosphäre überrascht. Diesmal hatten wir sogleich das Gefühl, in einem behaglich warmen Wohnzimmer zu sein. Offenbar verwandelte sich der Keller innerhalb weniger Minuten in einen angenehmen Wohnraum. Der Raum kann über Boden, Wand und Decke beheizt oder gekühlt werden – es war ein faszinierendes Gefühl. Aber wir waren erst recht verblüfft, als wir erfuhren, welcher Temperaturunterschied dafür verantwortlich war: gerade mal 1° C (21° C bzw. 22° C). Wir konnten es kaum glauben. Aber die Physik lieferte die Erklärung, die Strahlung der Wände, des Bodens und der Decke schuf das Temperaturgefühl, die Raumluft blieb nahezu gleich! Probieren Sie es selbst!

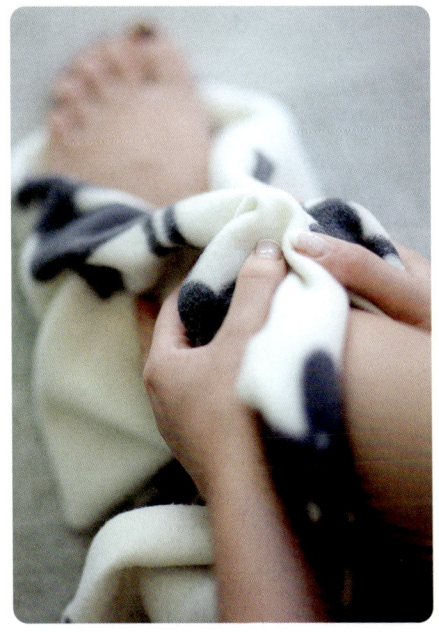

Anschließend verschafften wir uns ein noch besseres Bild mithilfe von Infrarotkameras, welche die Wärmestrahlung von Gegenständen, Boden, Wänden, Decke und nicht zuletzt von Menschen veranschaulichten. Ich konnte in beeindruckender Weise die Temperaturen von Körperteilen meiner Frau am Bildschirm erkennen und war sehr überrascht von den niedrigen Temperaturwerten ihrer nackten Beine und den höheren Werten ihrer Füße in den Schuhen. Die Fußbodenheizung, auf der sie dann länger stehen blieb, beeinflusste das Bild unwesentlich, was ja auch nicht verwun-

GESUNDE WÄRME KANN DOCH NICHT KRANK MACHEN!

derlich war, weil ihre Füße anfangs – vermutlich vom Gehen – wärmer waren als die Oberflächentemperatur des Fußbodens. Somit wäre bewiesen, dass Stehen und Gehen auf wohltemperierten Böden, am besten barfuß, wohl das Gesündeste für unsere Beine sein dürfte – ganz offensichtlich der »Erfindung« unserer Mutter Natur entsprechend.

Eine weitere Form der Wärmeabgabe ist die Konvektion, uns allen bekannt als Wind oder Luftzug. Auch Luftmoleküle werden von der Wärmestrahlung erwärmt, doch können sie die Wärme nicht so gut speichern wie feste Körper. Zieht ein leiser Hauch von Wind an unserer Haut vorbei, so nimmt er Wärme von den Hautschuppen mit und vermittelt uns das Gefühl der Kühlung, sehr angenehm, wenn es heiß ist, doch äußerst unangenehm, wenn es kalt ist. In der Fachsprache bezeichnet man das Phänomen als »Windchill«, das einen verunglückten Alpinisten oder verletzten Skifahrer auf der Skipiste den Schmerz noch stärker spüren lässt – wer es einmal erlebt hat, weiß, wovon ich spreche: Bei minus 25° C und 60 km/h Windgeschwindigkeit entspricht das Temperaturempfinden auf der Haut sage und schreibe einem Wert von nahezu minus 60° C bei Windstille und führt bei mangelndem Kälteschutz zu schweren Erfrierungen. Der wärmende »Luftpolster«, der uns mit wenigen Millimetern umgibt und der als Isolationsschicht funktioniert, wird dabei förmlich weggeblasen. Noch stärker fühlen wir den kühlenden Effekt im Wasser, ganz besonders, wenn es über unsere Haut fließt, da Wasser eine wesentlich bessere Wärmespeicherfähigkeit aufzuweisen hat: So können wir in der Sauna bei 80° C heißer Luft problemlos mehrere Minuten ausharren, Wasser mit derselben Temperatur könnten wir nicht einmal eine Sekunde lang ertragen.

Mensch und Tier kennen die kühlende Wirkung von Wasser, das als Feuchtigkeit (Schweiß) auf der Haut verdunstet; dabei entsteht die sogenannte Verdunstungskälte, der dritte Mechanismus der Wärmeabgabe. Schwitzen und Wind kann aber auch zu viel des Guten werden und eine Erkältung kann die Folge sein. Die kühlende Wirkung von Luft und Wasser wird auch in der Autoindustrie eingesetzt, um die Motortemperatur herabzusetzen. Oder wenn wir uns verbrannt haben, legen wir Eis oder kaltes Wasser auf die Haut auf, um dem »Nachbrennen« entgegenzuwirken. Beim

GESUNDE WÄRME KANN DOCH NICHT KRANK MACHEN!

Aufguss in der Sauna wird Wasser auf die heißen Steine geleert, um eine höhere Hitzeeinwirkung der angefeuchteten Luft zu erzielen, und in der Küche setzt man den Speisen im Kochtopf kleine Mengen von Wasser bei, um denselben Effekt zu nutzen. Im Sommer empfinden wir es nicht nur als heiß, sondern als schwül, wenn die Luft sehr feucht ist, die Temperaturen werden von uns dann als höher empfunden. Deshalb ist die Gefahr einer Verkühlung in den Tropen wesentlich geringer, obwohl die Temperaturen vielleicht gar nicht so hoch sind. Viele dieser Phänomene sind uns bekannt, doch selten werden sie bewusst erlebt. Ich verspreche Ihnen: von nun an viel häufiger!

Da überrascht es nicht, dass sich um das physikalische Phänomen Wärme unzählige Irrtümer und Mythen ranken, die sich hartnäckig halten und, ohne je hinterfragt zu werden, weiterverbreitet werden. Der Wärmehaushalt des menschlichen Organismus funktioniert nach dem Zwiebelschalenprinzip: Innen ist es am wärmsten, im Körperkern herrscht eine Temperatur von 37° C, an der Hautoberfläche nimmt die Temperatur entsprechend ab. Die meisten Menschen glauben, unsere Körpertemperatur sei überall 37° C, und die wenigsten wissen, wie viel Grad unsere Hände, Füße oder die Haut am Rumpf aufweist, obwohl wir tagtäglich zahlreiche Situationen erleben, die uns das Verständnis leicht machen. Die behagliche Raumtemperatur bewegt sich je nach Haushalt bei 20 bis 24° C, manche mögen es wärmer, manche kühler, was auch von den individuellen Bekleidungsgewohnheiten abhängt. Bei 20° C kühlt ein beinahe nackter Körper innerhalb von einer Stunde fast immer »zum Erfrieren« aus. Natürlich ist auch dieser Wert abhängig von der körperlichen und geistigen Aktivität, da jeder Mensch bei starker körperlicher Anstrengung und 20° C ins Schwitzen kommt. In Ruhe jedoch fühlen sich die meisten bald einmal unterkühlt. Wenn die Haut von Fingern und Gesicht noch nicht zu kalt empfindet, so braucht unser Rumpf eindeutig höhere Temperaturen, um nicht zu unterkühlen. Tatsächlich haben wir am Rumpf eine Körperoberflächentemperatur von 26 bis 28° C und fühlen uns daher auch bei dieser Temperatur in Bikini oder Badehose richtig wohl, natürlich ohne Sonnenstrahlung, ohne Wind und ohne Wasser.

GESUNDE WÄRME KANN DOCH NICHT KRANK MACHEN!

Die Wärmeregulation von Mensch und Tier kann wahrlich als Wunder der Natur bezeichnet werden, man braucht nur daran denken, wie genau einerseits die »Betriebstemperatur« im Körperkern aufrechterhalten wird und welch starken Umwelteinflüssen wir andererseits zwischen den Polen und dem Äquator ausgesetzt sind. Noch unglaublicher erscheint es, dass viele Tiere selbst bei polaren Temperaturen ins Wasser springen und schwimmen können oder dass andere in der Wüste tagelang ohne Wasser auskommen und sich dabei sogar noch fortbewegen.

Der Mensch hat sich im Lauf der Evolution mit der Bekleidung seines Körpers beholfen, weil im Zuge seines Wanderverhaltens seine schützende Hülle nicht mehr ausreiche, um in allen Teilen des Globus zu überleben. Kleidung verstärkt die Isolationswirkung des »Wärmepolsters« und schützt vor übermäßiger Abstrahlung, Wind- und Wassereinwirkung (vergleiche die drei Mechanismen der Wärmeabgabe).

Besonders in den sogenannten gemäßigten Klimazonen haben wir es mit starken Temperaturschwankungen zu tun; diese können von minus 30° C im Winter bis zu plus 40° C im Sommer betragen, aber auch zu jeder Jahreszeit sind Unterschiede von 30 bis 40 Grad innerhalb kurzer Zeit möglich. Diese starken Schwankungen lassen die Menschen sich nach konstanten Temperaturen sehnen und die Liste der Ideen für behagliche Wohnraumsysteme ist ohne Ende. Nicht alle Ideen aber lehnen sich an Naturprinzipien an und so manche Heizung oder Klimaanlage schadet der Gesundheit mehr, als sie diese fördert. Das stellt jeden Häuselbauer oder Wohnungsmieter vor schwierige Entscheidungen und ist aufgrund zahlreicher Halbwahrheiten und Irrtümer nicht selten Grund für Fehlinvestitionen. Warum, zum Beispiel, glauben so viele Menschen, dass Fußbodenheizung schlecht sei? Stützt man sich allerdings auf die – oben beschriebenen – physikalischen Grundlagen, fällt die Entscheidung für ein gutes System bereits um vieles leichter.

Über Jahrzehnte benutzten wir Radiatoren zum Betrieb unserer Zentralheizungen. Sie waren in erster Linie in den Fensterscheinungen unterhalb des Fensterbretts positioniert und sollten dort eine »isolierende Wärmewand« bilden, wo am meisten Kälte von außen in den Raum eindringen

GESUNDE WÄRME KANN DOCH NICHT KRANK MACHEN!

konnte. Dieser Schutzwall hat einen entscheidenden Nachteil, da die sehr hohen Temperaturen der Heizkörper zu starker Luft- und Staubverwirbelung führen. Weder der Hausstaub noch der Luftzug sind gesundheitsförderlich, und so kam man wieder zurück zur guten alten Fußbodenheizung, jener »Erfindung der Natur«, die bereits über Jahrmilliarden für ein »lebenswertes« Klima auf unserem Planeten sorgt: Die Temperierung des Bodens, schon mit niederen Temperaturen von 25° C, reicht aus, große Räume durch Abstrahlung auf behagliche Wärmewerte zu heben, ohne dass die Nachteile unangenehmer Luftzirkulation wirksam werden.

Hinzu kommen noch ein paar wertvolle Vorteile, die wir überall dort schätzen, wo die Böden angenehm warm sind – im Süden: Kinder können am Boden spielen und brauchen nicht extra bekleidet sein, Hände und Füßchen bleiben immer auf Raumtemperatur. Die Erwachsenen können wieder barfuß gehen und trainieren dabei ihre Fuß- und Unterschenkelmuskulatur, wodurch die Blutzirkulation durch verbesserten Ein- und Ausstrom optimiert und die Balancefähigkeit bis ins hohe Alter erhalten bleibt.

Warme Füße bewahren uns vor Infekten der Harnwege und des Atmungstrakts, sie helfen, das Immunsystem widerstandsfähig zu halten – andererseits behaupten viele Menschen, dass Fußbodenheizung zu Venenleiden führe. Hinter diesem Irrtum steckt offensichtlich der Glaube, dass sich Fußbodenheizungen prinzipiell durch überhöhte Temperaturen auszeichnen. Es mag sein, dass die Hersteller in den ersten Jahren die Wärmewerte, Vorlauftemperatur, Verlegungsmuster und -dichte noch nicht so einzuschätzen wussten und erste Heizungssysteme zu hohe Temperaturen an einzelnen Stellen aufwiesen. Moderne Systeme sind präzise steuerbar und verteilen die Wärme homogen im Estrich, sodass sogar Räume mit Holzböden den Anforderungen entsprechen. Der Vorwurf einer venenschädigenden Wirkung ist nicht zu halten, da die Temperaturen moderner Fußbodenheizungen zumeist niedriger liegen als die durchschnittlichen Werte der Böden im Sommer, schon gar in südlichen Ländern. Und selbst im Winter haben wir in unseren Schuhen oft höhere Temperaturen, als wir erwarten würden.

Gibt es überhaupt nachweisliche Veränderungen an den Venen, die durch zu hohe Temperaturen entstehen? Kolportiert wird, dass Krampf-

GESUNDE WÄRME KANN DOCH NICHT KRANK MACHEN!

adern durch Wärme entstehen. Das müsste bedeuten, dass die Menschen in den heißen Regionen in viel höherem Maß davon betroffen wären als in den gemäßigten Zonen. Doch tatsächlich ist die Häufigkeit bei uns viel größer. Es ist auch wissenschaftlich nicht belegt, dass Krampfadern durch Sonne, Hitze, häufige heiße Vollbäder beziehungsweise Thermalbäder, Sauna, Fangoanwendungen oder Fußbodenheizung entstehen. Vielmehr haben Menschen mit Krampfadern bei hohen Temperaturen mehr Beschwerden wie Schweregefühl oder Schwellneigung von Unterschenkeln und Füßen, weil durch die regulatorische Wärmeabgabe über Arme und Beine mehr Blut in die Gliedmaßen fließt, das dann wiederum gegen die Erdanziehung zum Herzen zurück muss. Krampfadern-Patienten haben aufgrund eines Strömungsdefekts (ihre Venenklappen schließen nicht mehr vollständig) einen Rückstau von Blut in den Beinen, was zu den genannten Symptomen führt. Der Venenklappendefekt ist eine Folge jahrelang einwirkenden Überdrucks in den oberflächlichen, im lockeren Unterhautfettgewebe liegenden Beinvenen – verursacht durch die Schwerkraft – mit nachfolgender Überdehnung der Gefäßwände und Schlussunfähigkeit der als Ventile funktionierenden Klappen. Langes Stehen und vor allem langes Sitzen, das Herabhängenlassen der Beine, das Benützen von Stühlen und Bänken als typisches Verhalten unserer westlichen Kultur sind der Hauptgrund für dieses physikalische Phänomen.

Werfen Sie alle Gerüchte um die krank machende Wirkung von Wärme auf das Venensystem über Bord, genießen Sie die Sauna, den Sommer, die Sonne und das wohlige Vollbad, bedenken Sie aber gleichzeitig, dass

> *Wir erben nicht den Sonnenbrand,*
> *sondern die empfindliche Haut.*
> *Wir erben nicht die Krampfadern,*
> *sondern die Venenwandschwäche.*
> *Ohne Sonne kein Sonnenbrand und ohne*
> *Schwerkraft keine Krampfadern!*

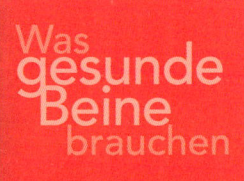

GESUNDE WÄRME KANN DOCH NICHT KRANK MACHEN!

Flach- oder Hochlagern ebenso wie Bewegung für die Beine Entspannung und besseren Blutrückstrom bedeutet.

Denken Sie auch daran, dass bei großer Hitze der Wasserverlust deutlich höher ist und genügend Flüssigkeit nachgeliefert werden muss, um weiterhin schwitzen (= Wärme abgeben) und dennoch im Gleichgewicht bleiben zu können. Starker Wasserverlust führt zur Eindickung des Blutes und kann thrombo-embolische Komplikationen hervorrufen, aber auch hier sind in erster Linie Risikopatienten angesprochen, die eine einschlägige Vorgeschichte aufzuweisen haben und bei denen Vorkrankheiten bekannt sind. Wir alle haben bereits unzählige Situationen erlebt, wo große Hitze, Durst und Müdigkeit uns plagten, und dennoch konnte unser Organismus die Situation gut meistern – hier beweist die Natur, welch geniale Regulations- und Kompensationsfähigkeit sie uns mitgegeben hat.

Viele Völker in den tropischen Zonen demonstrieren uns die richtige Verhaltensweise: Sie liegen viel oder sitzen am Boden und wenn sie aufstehen, dann gehen sie. Trinken, Liegen und Bewegung sind die besten Mittel, gegen extreme Hitze zu bestehen. Wenn Sie Ihre Arme und Beine mit kaltem Wasser erfrischen, helfen Sie die Wärmeabgabe zu unterstützen, den venösen Rückstrom durch Gefäßkontraktion zu beschleunigen und die Schwellung zu lindern – und ich verspreche Ihnen: Am nächsten Morgen sind Ihre Beine wieder rank und schlank!

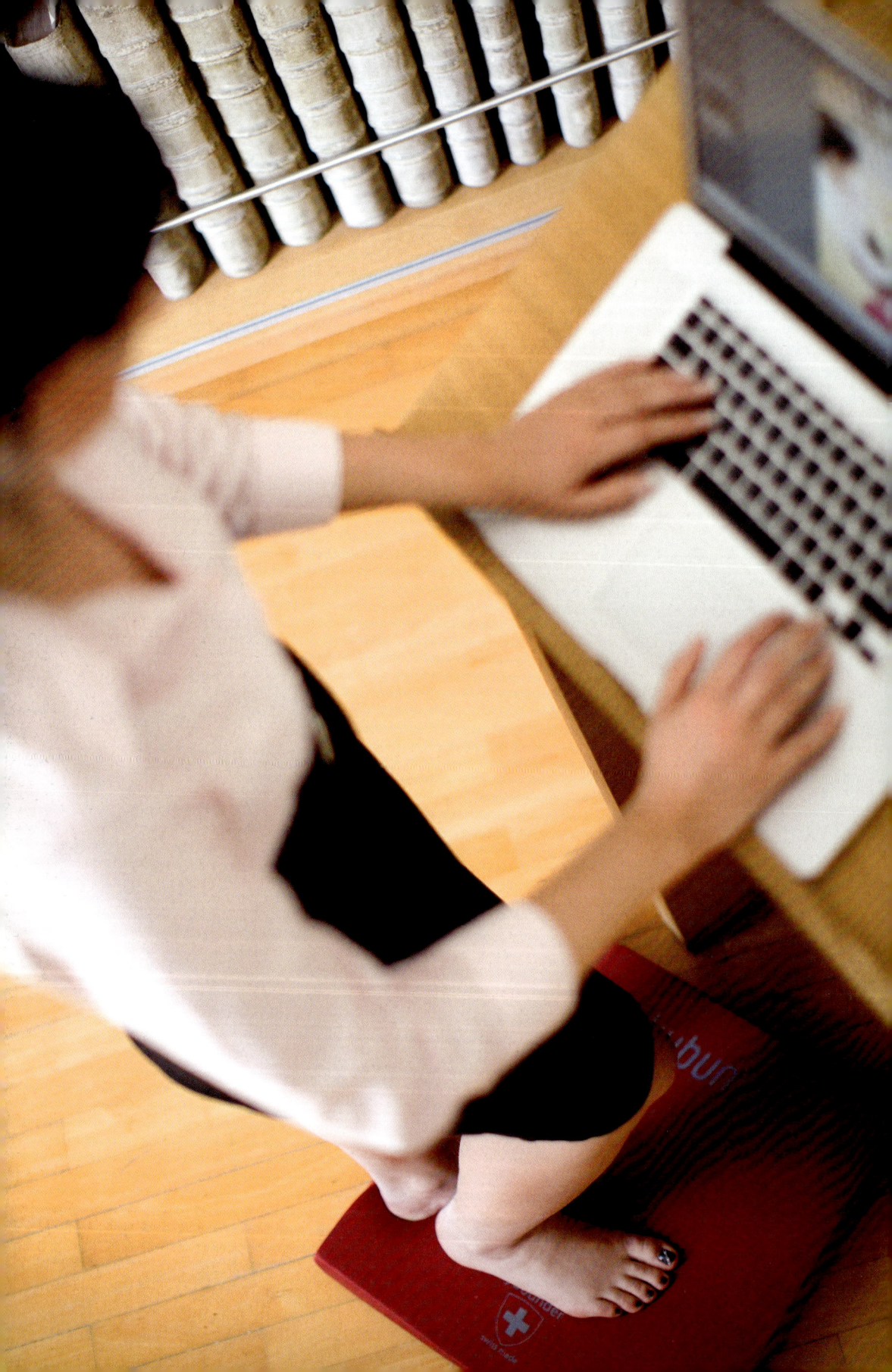

Kapitel 10

GEHEN WIE AUF WOLKEN

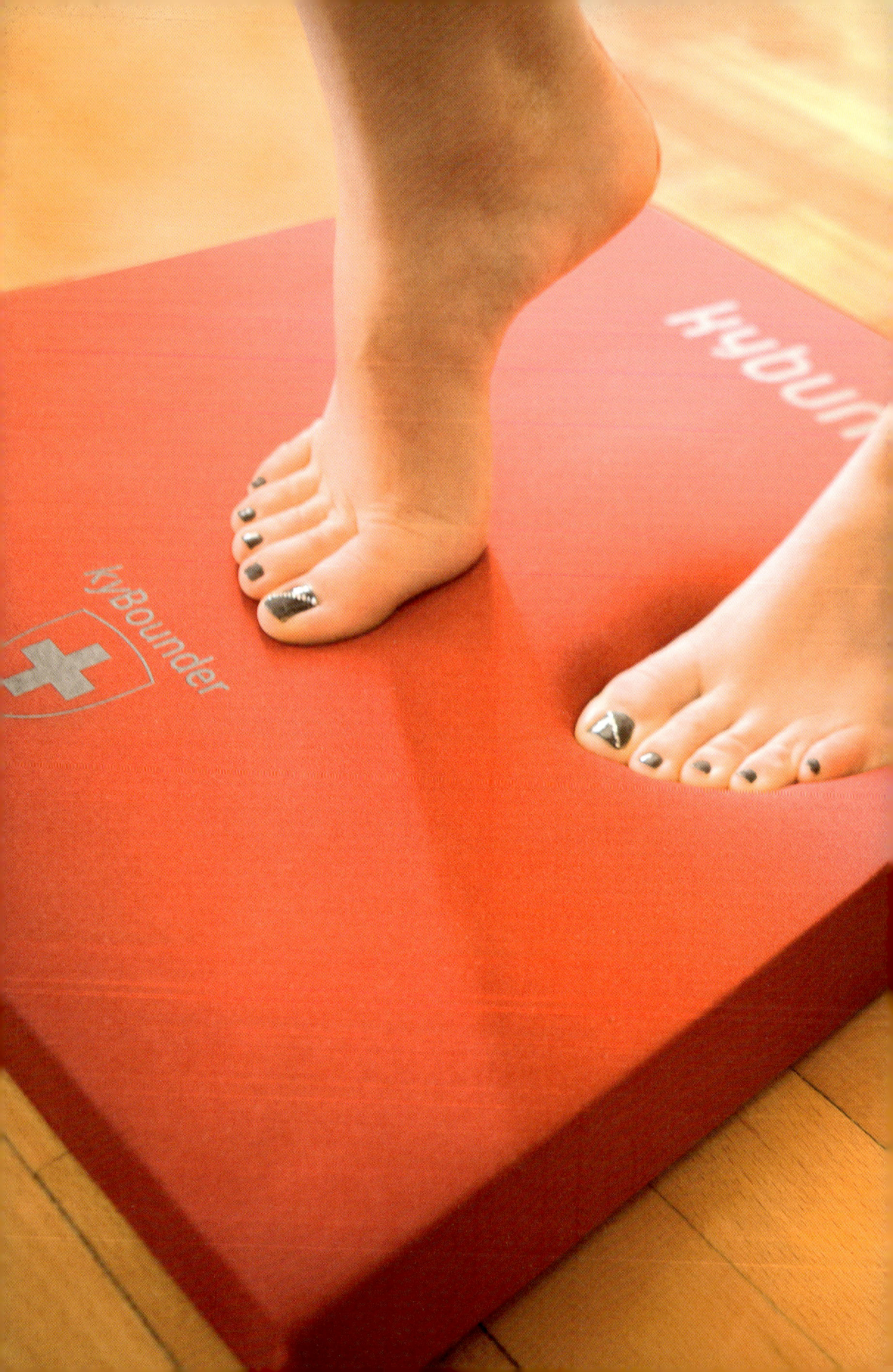

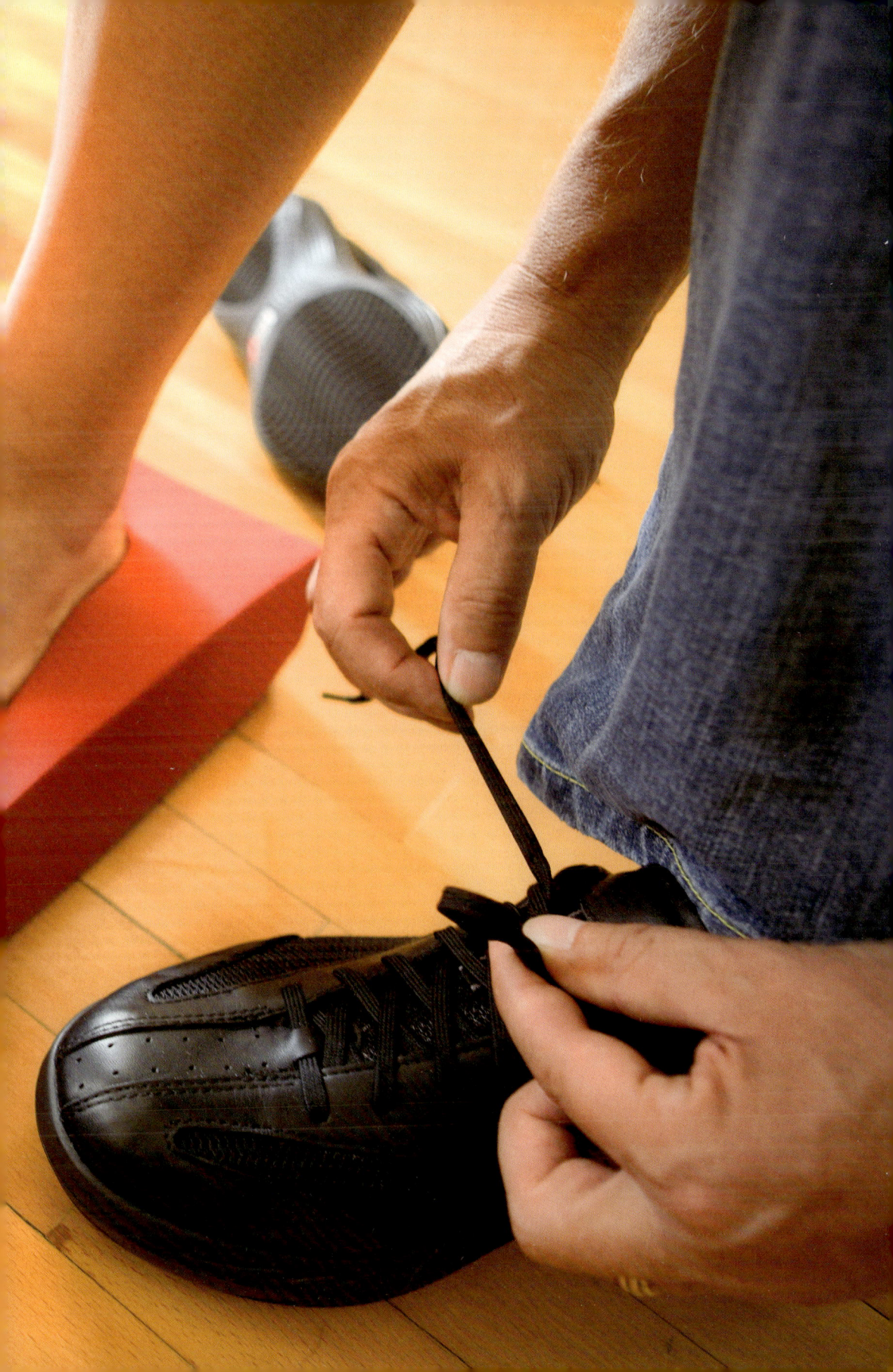

GEHEN WIE AUF WOLKEN

GEHEN WIE AUF WOLKEN

Gesundheit ist eine Bewusstseinsfrage! Vieles, was Sie tun, können Sie gedanklich beeinflussen und so zum Beispiel Ihren Beinen, die täglich viele Kilos herumschleppen müssen, einen kleinen Leistungsvorsprung verschaffen. Wie schon ausgeführt, ist ein großer Teil unseres Lebens jedoch durch Programmierungen geprägt, die in den tieferen Schichten unseres Gehirns erfolgen und uns Gewohnheiten entwickeln lassen, die Verhaltensabläufe automatisieren. Grundsätzlich wäre dies ja kein Nachteil, weil dabei Energie gespart wird und vieles ökonomischer abläuft. Schade ist nur, dass die meisten Programmierungen nicht von uns, sondern von anderen gemacht werden, in den meisten Fällen sogar, ohne dass wir es bemerken – wir sind förmlich fremdbestimmt. Erst Schicksalsschläge – oder Schlüsselerlebnisse – lassen uns bewusst werden und erinnern uns daran, dass wir Dinge tun, die ganz und gar nicht im Interesse unseres Lebensprojekts sind. Das gilt vor allem für typische Handlungen des täglichen Lebens. Daher die Frage an Sie: Können Sie sich vorstellen, dass alle Menschen wieder einmal barfuß gehen und keine oder nur selten, in bestimmten Situationen, Schuhe tragen?

Fast unvorstellbar: Es gibt weltweit noch Millionen Menschen, die den ganzen Tag ohne Schuhe unterwegs sind, oft sogar in Gebieten, in denen schützende Schuhe dringender gebraucht würden als in unserer Umgebung. Doch könnte es sein, dass wir so sehr verwöhnt sind, dass unsere Fußsohlen auf unebenen Unterlagen gar nicht mehr stehen und gehen können? Dass wir so empfindlich geworden sind und viel mehr Schmerzen erleiden müssten als barfuß gehende Naturvölker? Nun, auch hier gilt, Kleider machen Leute, und ein zarter High Heel oder ein eleganter Herrenschuh macht schon mal Eindruck, ja, gestaltet das Bein. Dennoch, am Meeresstrand stolzieren Mann und Frau dann doch im tiefen Sand, sicherlich ein bisschen mühsamer und nicht ganz so grazil, aber viel gesünder! Was ist für uns vonseiten der Natur vorgesehen? Festes Schuhwerk oder barfuß gehen? Was macht ein Leben in Gesundheit, was ein langes Leben?

Schuhe deformieren Füße, Beine, Gelenke und Wirbelsäule, Schuhe machen die Venen und das Gewebe schwach. Nun werden viele aufschrei-

GEHEN WIE AUF WOLKEN

en: Schuhe sichern uns den Gang, helfen alten Menschen zu gehen, die sonst nicht mehr die Balance halten könnten, und überhaupt, wie sollte das im Winter funktionieren! Das zarte Geschlecht würde nie auf die vielen schönen Schuhe verzichten wollen und die Hygieneapostel meinen, das wäre ein Rückschritt in Richtung Verwahrlosung.

> *Schuhe helfen uns, das Gehen zu verlernen.*

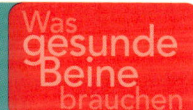

Ich möchte Sie alle zu Besonnenheit mahnen, Sie bitten, meine Gedanken objektiv, aber kritisch zu verfolgen und Ihren geistigen Horizont zu erweitern. Es geht nicht um Verzicht, es geht nicht um Wertminderung und auch nicht um die schönen Dinge des Lebens. Es geht um die Frage, was die Natur für unsere Füße und Beine vorgesehen hat. Können wir öfter barfuß gehen, können wir bestimmte Tätigkeiten des Lebens ohne Schuhe absolvieren, können wir unsere Fähigkeiten damit steigern und die Gesundheit so optimieren, dass ein längeres, gesünderes und erstrebenswertes Leben daraus resultieren könnte?

Ja, das können wir und die Trendwende ist schon im Gange. Das Gesundheitsbewusstsein der Menschen in der sogenannten zivilisierten Welt hat bereits Dimensionen angenommen, die sich die kühnsten Prognostiker vor 20 Jahren nicht zu denken gewagt hätten. Wirtschaftskrise und sozialer Abschwung haben die Menschen mehr denn je zum Umdenken animiert. Sehen Sie es positiv! Krisensituationen sind schwer zu ertragen, doch die Lösungen sind befreiend. Wenn die Selbstbehalte für Behandlungskosten steigen, denkt man eher an Gesundheit, und da Krankheit wehtut, Gesundheit aber nicht, bevorzugen die meisten Menschen die Gesundheit. Wir stehen erst am Anfang, doch irgendwann werden viele den Gesundheitscoach dem Arzt vorziehen. Es tut eben weniger weh!

Welche Frau ist schon begeistert von ihrer Großzehenschiefstellung (Hallux valgus)? Wer geht gerne mit Krampfadern auf die Straße? Wer lässt sich gerne ein neues Gelenk einsetzen oder besucht mit Freude den Physiotherapeuten wegen seiner verformten, schmerzenden Wirbelsäule?

GEHEN WIE AUF WOLKEN

Zumeist kommt die Erkenntnis im späteren Leben, auffallend ist allerdings, dass heute junge Menschen früher denn je ein entsprechendes Bewusstsein entwickeln. Vielen Zwanzig- und Dreißigjährigen sei hier lobende Anerkennung ausgesprochen, wie stark ihr Interesse und die Bereitschaft zu höherem Ernährungs- und Bewegungsbewusstsein, zu mehr Vorausschau, Lebensplanung und Risikokalkulierung ist – Gratulation, wir haben alle dazugelernt! Unfälle und Krankheiten werden nicht vermieden, sondern von mehr Gesundheit verdrängt. Unfälle und Krankheiten bedeuten Probleme, Gesundheit bedeutet Lösung — eine wahrlich befreiende Erkenntnis, die uns zu allem befähigt! Gesundheit ist eine Aufgabe und kein Geschenk! Wenn der Schuh drückt, geht man barfuß. Warum also nicht barfuß gehen, bevor er drückt? Gibt es in Zukunft Schuhe, die noch mehr können? Oder gehen wir tatsächlich (beinahe) barfuß?

Immer mehr Forschungen und Entwicklungen haben einen gesünderen Bewegungsapparat der Menschen zum Ziel. Auch wenn die Wissenschaft sich derzeit noch weit mehr um die Reparatur unserer Knochen und Gelenke kümmert, sprießen die Visionäre dennoch allerorts aus dem Boden. Eine solche Entwicklung war die Erfindung des MBT®-Schuhs, die sich mittlerweile zum wahren Boom entwickelte – so unnatürlich, so fremd der Schuh und der Gang auf den ersten Blick auch sein mögen. Und der Ideenreichtum des Schweizer Tüftlers Karl Müller ist ungebremst: Gehen auf weichen Unterlagen zur Förderung der Stellreflexe (Halten des Gleichgewichts), Stärkung der Rückenmuskulatur und Verbesserung der Venenrückstromfunktion in Beruf und Alltag sind seine Vision.

Viele positive Synergien können sich daraus ergeben: Arbeiten im Stehen, Lernen im Stehen, mehr Bewegung den ganzen Tag, den Bewegungsdrang der Kinder in der Schule fördern, statt sie an die Schulbank zu fesseln, mehr Beinarbeit, um geistig rege zu sein, die Hirnleistung zu steigern. Stellen Sie sich einmal vor, Sie stehen auf einer weichen Matte, Sie sinken ein wenig ein und es fühlt sich irgendwie kuschelig an. Was würden Sie jetzt tun? Richtig! Sie beginnen sich zu bewegen, Sie »treteln«, Sie machen kleine Schritte, Sie verlagern ständig Ihr Gewicht von einem auf das andere Bein. Sie balancieren, denn Ihre Füße müssen verstärkte Stellarbeit

GEHEN WIE AUF WOLKEN

leisten und Ihren Körper über der wackeligen Unterlage senkrecht halten. Einerseits fühlt es sich angenehm an, auf der weichen Unterlage zu stehen, andererseits kommt man unbewusst einem Bedürfnis, sich zu bewegen, nach – man kann nicht mehr stillstehen.

Viele aufgeschlossene Volksschullehrer fordern seit Langem, dem Bewegungsdrang der Kinder mehr Folge zu leisten, weil sie erkannt haben, dass die Kreativität, die Konzentration, die Aufmerksamkeit und die Lernfähigkeit der Kinder steigen. Hyperaktivität ist das Resultat mangelnder Bewegung, mangelnder geistiger Freiheit; Computerspiele und Fernsehen engen den Geist ein, kanalisieren das Denken, fördern »röhrenförmiges Sehen«. Im Leistungssport kennt man diesen Begriff als Zeichen körperlicher Totalverausgabung (das Auge sieht nur mehr wie durch ein Röhre), bei Menschen im täglichen Leben ist es der Hinweis auf chronische seelische, geistige und körperliche Überbelastung und führt in die Krankheit. Deshalb kann Hyperaktivität als unbewusster Rettungsmechanismus und Versuch der Befreiung aus der Umklammerung verstanden werden. Wenn Kinder sich bewegen wollen, muss dieses Bedürfnis unterstützt werden:

Bewegung ist Zeichen der Befreiung, Stillsitzen ist Umklammerung!

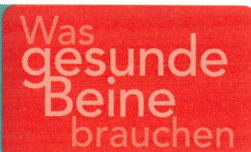

Viele Erwachsene beginnen wieder moderaten Sport zu betreiben, weil sie die Erkenntnis gewonnen haben, dass sie über die Jahre etwas versäumt und nachzuholen haben. Doch warum fesseln wir die Kinder an die Schulbank, wenn wir als Erwachsene gleichzeitig einsehen, dass Bewegung wichtig für die Gesundheit ist?

Bewegung ist wichtig, weil sie den Geist weckt, weil Kreativität geweckt wird, weil Glückshormone freigesetzt werden. Bewegung ist wichtig, weil die Stoffwechselprozesse angeregt werden und das Immunsystem gestärkt wird. Oft hört man Eltern sagen, für das Kind beginne der Ernst des Lebens, wenn es in die Schule kommt! Ja, welcher Ernst denn? Das Kind ist

GEHEN WIE AUF WOLKEN

auf dem Weg, erwachsen zu werden, selbstständig denken zu lernen und Verantwortung zu tragen. Doch in vielen Belangen – die Gesundheit betreffend! – wäre es das Beste, es bliebe immer ein Kind.

Das sind kritische Worte, doch viele von uns haben inzwischen so zu denken gelernt und erkannt, dass sie in der Vergangenheit vieles anders machen hätten können. Warum dann nicht gleich bei unseren Kindern etwas zulassen, was ihnen in der Zukunft helfen kann? Kinder lernen gehen, Kinder verstehen das Spiel als Übung fürs Leben und bewegen sich frei, ungestüm, im ständigen Wettstreit mit sich selbst. Gehen und Bewegen sind Bestandteile einer lebenswerten Zukunft. Unsere Beine werden in den ersten Monaten geschult, uns den Rest unseres Lebens erfolgreich vorwärtszutragen. So spielerisch unser Gang letztendlich aussieht, so schwer war er zu erlernen und so schwer ist er ein Leben lang zu erhalten. Manch alter Mensch wünscht sich, noch so vorwärtszukommen wie einst – was hat er verlernt?

Arthrose, offene Beine, Rheuma oder Knochenbrüche schränken viele alte Menschen in ihrer Beweglichkeit ein, und doch gibt es Achtzig- oder gar Neunzigjährige, die mit dem Rennrad, den Langlaufskiern oder den Nordic-Walking-Stöcken unterwegs sind. Was haben sie gemacht? Die Antwort ist einfach: Sie sind in Bewegung geblieben. Sie haben die Bewegung nicht verlernt. Und sie sind geistig rege geblieben. Hinter all dem verbirgt sich die Fähigkeit der Koordination der Bewegungsabläufe, die mit dem Alter abnimmt und heute bedauerlicherweise bereits bei vielen Kindern zu beobachten ist: bei jenen, die den Großteil ihres Tages in der Schulbank, vor dem Computer oder dem Fernseher verbringen, ausgestattet mit Chips und Limo, und gerade mal die Kaumuskulatur trainieren und ihren Body-Mass-Index in die Höhe treiben. Liebe Erwachsene, die Verantwortung liegt ganz allein bei uns! Die Kinder lernen nur von uns Erwachsenen: das falsche Essen, das Rauchen, die Trägheit, den Umgangston, die Sitten und die Gebräuche. Von wem denn sonst? Die Kinder haben es ja nicht neu erfunden! Es liegt in unserer Hand, der Jugend von heute und den Erwachsenen von morgen den Weg in ein bewegtes Leben zu weisen – und das beginnt mit Bewegung! Ständige Bewegung steigert die Koordinati-

GEHEN WIE AUF WOLKEN

onsfähigkeit, verbessert die Reflexbögen, verfeinert die Bewegungsabläufe und ermöglicht erst die Eleganz. Ein Kind, das spielt, ein Kind, das gehen lernt, trainiert die Koordination, trainiert die Stellreflexe – es lernt zu balancieren. Diese Fähigkeit sollten wir bis ins hohe Alter möglichst uneingeschränkt mitnehmen, denn dann wird das Leben immer Spaß machen.

Sich auf weichen Unterlagen bewegen, barfuß – oder fast barfuß – gehen, laufen, Rad fahren oder schwimmen: Hauptsache bewegen, das trainiert die Koordination. Doch warum sind die Stellreflexe so bedeutsam für ein langes gesundes Leben? Begleiten Sie mich in Madame Tussauds Wachsfigurenkabinett und bewundern Sie dort mit mir Ihr eigenes Double: Viele Stunden Arbeit und viele Euro Aufwand stecken in Ihnen. Sie stehen da, aufrecht, majestätisch und von vielen bewundert. Sie stehen auf zwei Beinen, genauer gesagt auf zwei Fußsohlen von zirka 200 cm², zusammen 400 cm² Fläche. Würden Sie umfallen, könnte ein immenser Wert zu Bruch gehen! Glauben Sie, dass Sie als Wachsfigur leicht umfallen könnten? Dass man Sie am Boden irgendwie stabil festmachen muss? Mit Sicherheit, denn die winzig kleine Standfläche reicht nicht einmal für eine leichte Windböe aus, schon würden Sie umkippen! Sie aber haben gelernt, zu (wider)stehen, nicht umzufallen, ja sogar viele Bewegungen gleichzeitig zu bewältigen – und das bis ins hohe Alter –, wenn Sie fleißig üben und Ihre Beine immer wieder trainieren. Festes Schuhwerk behindert diesen Trainingsprozess, nimmt den Menschen die regelmäßige Trainingsarbeit ab und führt sie in die Inaktivität.

Rund um den Erfinder Karl Müller – und viele andere Firmen – gibt es neue Initiativen, die Stellreflexe und Koordinationsfähigkeit in Schwung zu halten. In Pilotprojekten wurden Unternehmen mit speziell entwickelten weichen Schaumstoffmatten ausgestattet, die Arbeitsflächen von normaler Tischhöhe auf »Bar-

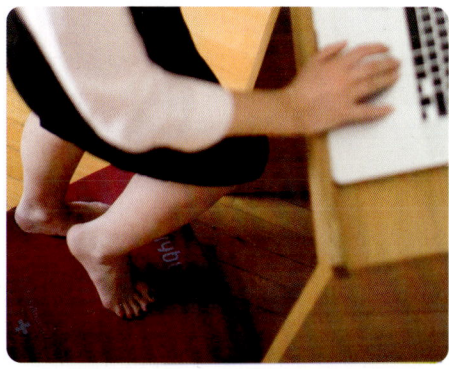

GEHEN WIE AUF WOLKEN

thekenniveau« gehoben, die Straßenschuhe müssen abgelegt und an der Eingangstür zurückgelassen werden: Arbeiten im Stehen und dennoch in ständiger Bewegung. Studien haben gezeigt, dass die Wadenmuskulatur die am meisten beanspruchte Muskulatur des menschlichen Organismus ist, ganz besonders, wenn Menschen in ihren Berufen viel stehen und gehen – für Büromenschen somit ein willkommenes Angebot, ihr tägliches Bewegungspensum zu erhöhen. An der Harvard Business School geht man noch etwas weiter und sieht den Geschäftsmann der Zukunft in seinem Büro auf Laufbändern arbeiten. Verwundert es dann noch, dass Karl Müller täglich bis zu 20 Kilometer »beruflich« auf seinem Laufband zurückgelegt hat, ehe er sich abends zur Freizeitgestaltung aufmacht? In einem anderen Pilotprojekt wurde eine österreichische Volksschule mit Schaumstoffmatten ausgestattet und die Kinder dürfen den Unterricht an Stehpulten verbringen – die Resultate sind beeindruckend. Auch alten Menschen, denen man das Gehen und neuerliches Üben auf Schaumstoffunterlagen anbietet, macht es Spaß, auf Matten zunehmender Dicke ihre Gehleistung zu trainieren und Erfolge zu verbuchen – sie fühlen sich reger, geistig wacher, lebensfroher.

Ein Trend zu »butterweichen« Schuhen mit Sohlen aus »Schaumstoff« ist also durchaus möglich und könnte das feste Schuhwerk, das dem Menschen angeblich seit Jahrzehnten Halt gibt, ablösen.

Mit Sicherheit werden wir solche Schuhe tragen lernen müssen, da die ersten Wochen und Monate dem Träger mehr Aufmerksamkeit abverlangen, seine Muskeln stärker strapazieren und frühe Ermüdung einsetzen wird. Damit ist auch die Verletzungsgefahr anfangs größer, jedenfalls so lange, bis das Training seine Früchte zu tragen beginnt. Für Kinder könnte diese revolutionäre Art von neuem Schuhwerk ab den ersten Gehversuchen eine lebenslange Optimierung ihres Bewegungsapparats bedeuten. Mit Spannung ist zu verfolgen, wie dann die Resultate im Alter ausfallen. Sind Sie auch mit dabei?

Die »Five Fingers®«, ausgestattet mit der weltbekannten Vibram®-Sohle, simulieren das Barfußgehen ohne jegliche Schmerzen. Der Südtiroler Robert Fliri studierte die Anatomie des Fußes, die jener der Hand ähnlich

GEHEN WIE AUF WOLKEN

ist, mit unzähligen Knochen, Gelenken, Muskeln und Nerven, die seine Koordination steuern, und entwickelte den »Fußschuh«, der hauteng und angenehm weich den Fuß mitsamt jeder einzelnen Zehe einhüllt und ein wunderbares Gehgefühl vermittelt. Durch die Nähe zur Erde und das Gefühl, eng mit ihr verbunden zu sein, findet der Fuß zu seinen natürlichen Ursprüngen zurück und entwickelt faszinierende Fähigkeiten bei jeder Art der aufrechten Fortbewegung. Sowohl die Beingelenke als auch die Wirbelsäule profitieren durch die größere Herausforderung, was nicht nur zu mehr Gesundheit beiträgt, sondern auch die Feinfühligkeit – ähnlich wie beim Tragen von zarten Handschuhen – erhöht.

Das Training der Beine stärkt die Muskeln der Wirbelsäule und des sogenannten physiologischen Korsetts: Becken-, Bauch- und Rückenmuskeln stabilisieren den Rumpf von unten her und werden durch Gehen und Stehen ständig angeregt, die Doppelt-S-Form der Wirbelsäule wird in Form gehalten, die kleinen Wirbelgelenke werden schonend bewegt.

Auch die Beine selbst zeigen in den Gelenken durch die regelmäßige moderate Bewegung weniger Abnutzungserscheinungen und die Pumpfunktion der Beinmuskeln transportiert das venöse Blut besser zurück zum Herzen. In einer Studie an der Sportwissenschaftlichen Universität Innsbruck soll derzeit bewiesen werden, dass der venöse Blutrückstrom im Stehen besser funktioniert als im Sitzen, obwohl das Blut einen wesentlich längeren Weg gegen die Schwerkraft zurück zum Herzen nehmen muss. Dann würde die Aussage, »Krampfadern entstehen durch langes Stehen«, massiv entkräftet werden. Das Sitzen auf Stühlen, ein Merkmal unserer Kultur, hingegen könnte man als Ursache für Venen- und Lymphprobleme erklären – viele meiner Beobachtungen in unserer Venenpraxis deuten darauf hin. Sie glauben doch auch, dass der Stuhl eine Erfindung des Menschen und nicht eine Kreation der Natur ist. Oder?

Wirbelsäulen bekommen künftig keinen Therapeuten, sondern einen Trainer!

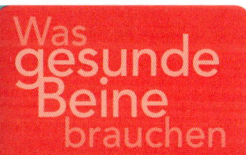

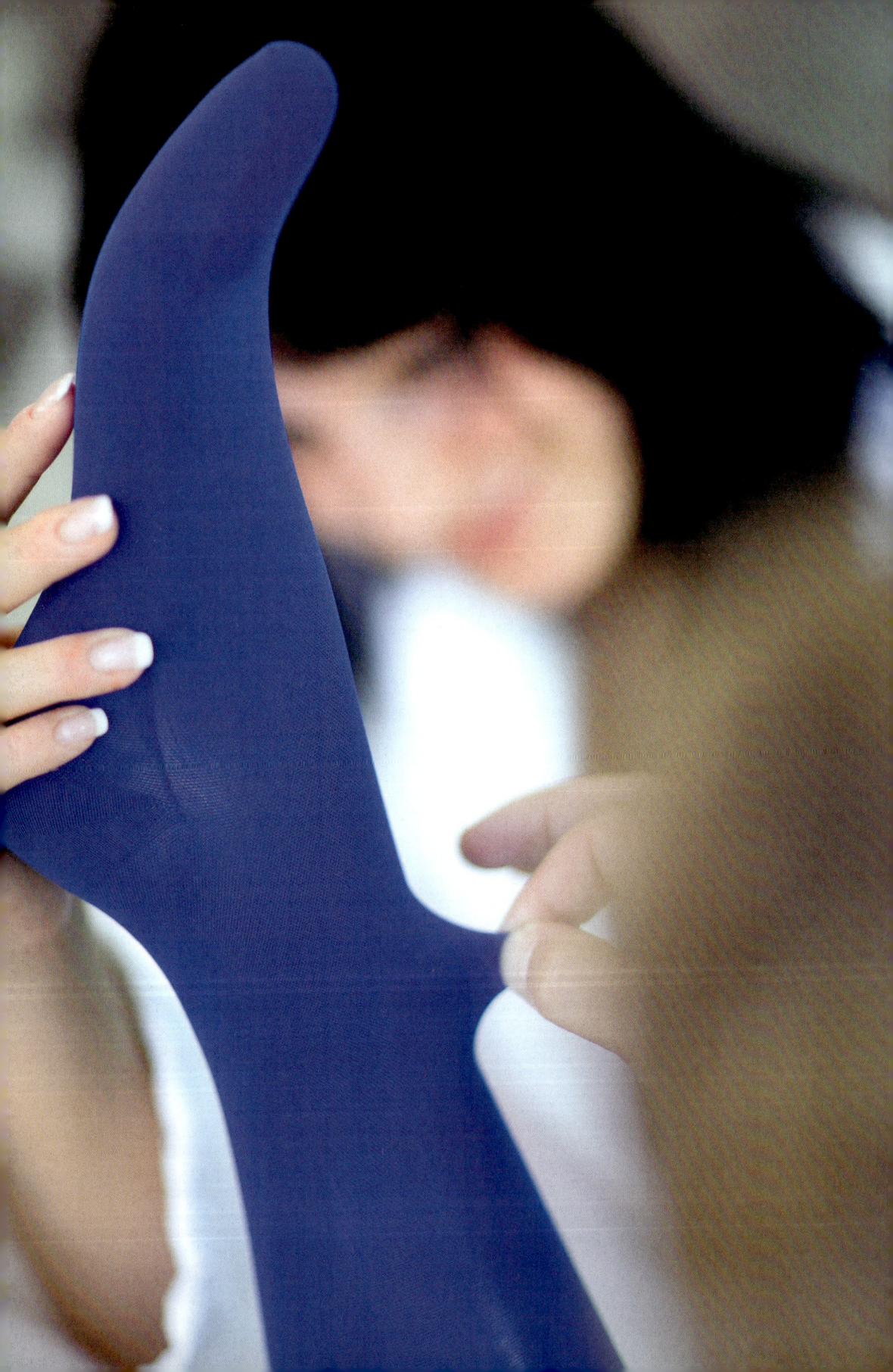

Kapitel 11

**DER TREND ZUR
KOMPRESSIONSBEKLEIDUNG**

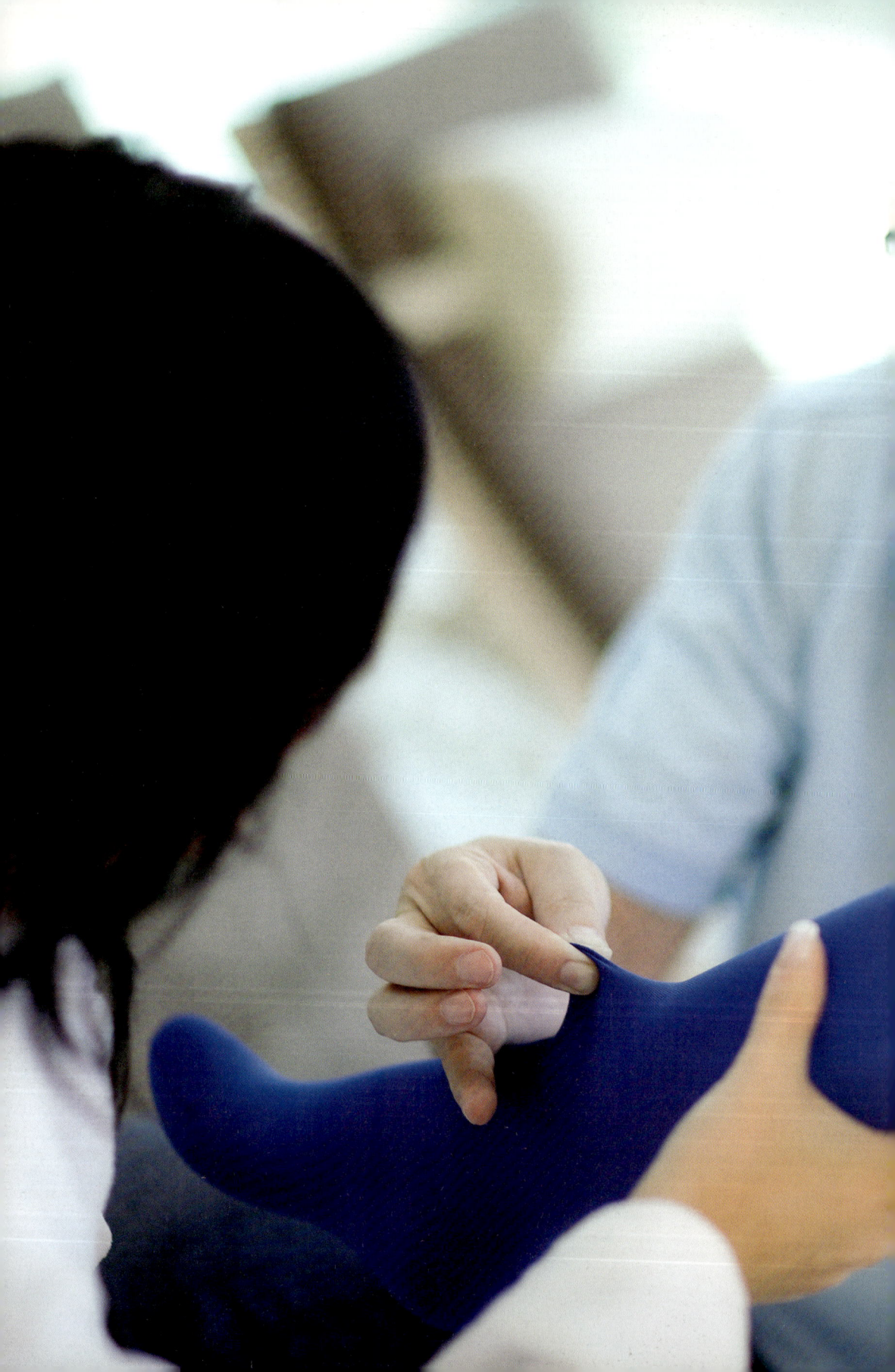

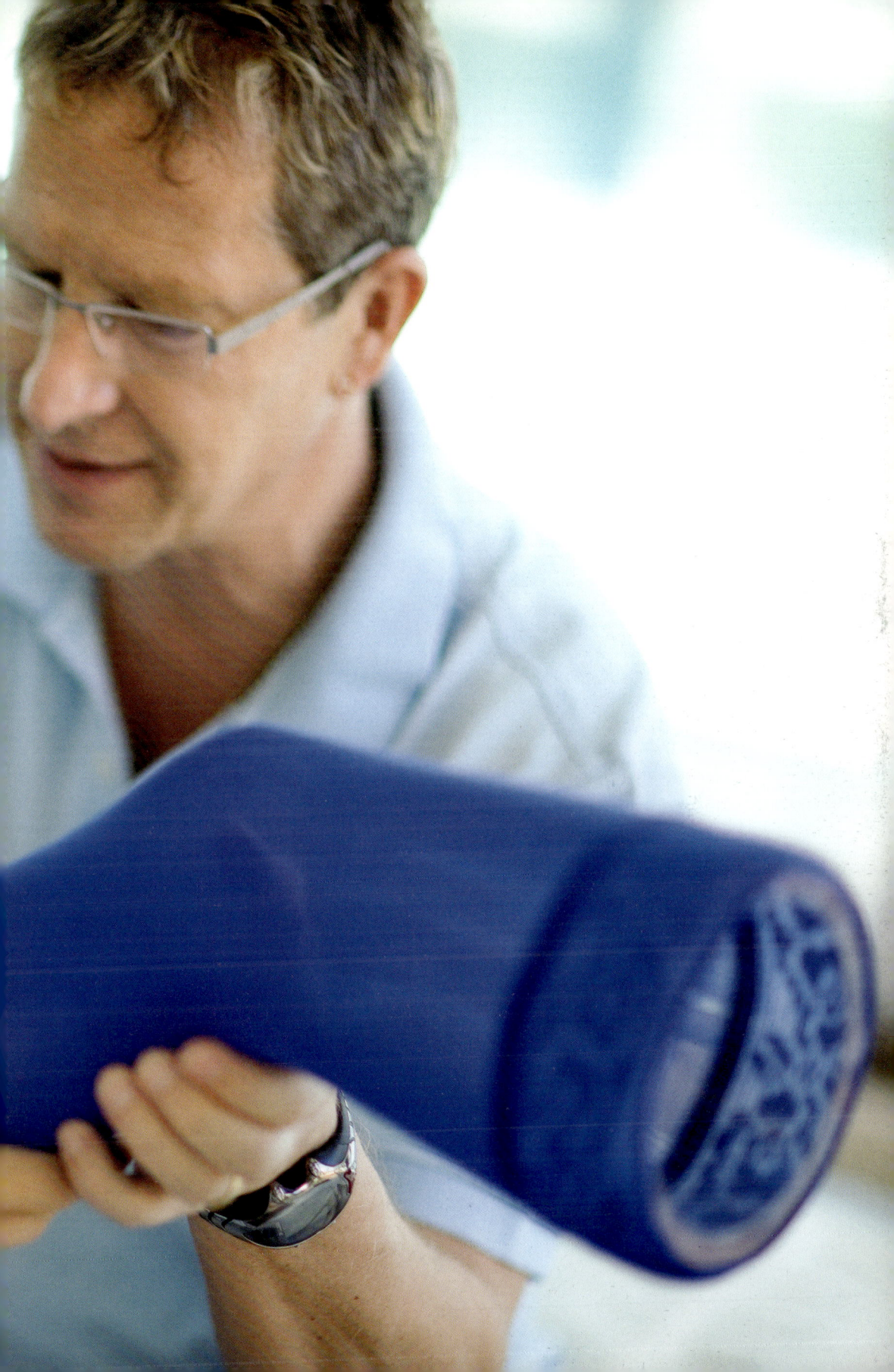

DER TREND ZUR KOMPRESSIONSBEKLEIDUNG

Wir alle wissen, wie schön es ist, umarmt zu werden, zart berührt zu werden, »auf Tuchfühlung zu gehen«. Zarte Berührung, zarte Kompression vermittelt ein Gefühl des Umsorgtseins, des Geliebtwerdens, es schafft Wohlgefühl. Dennoch, viele Menschen verstehen unter Kompression, erdrückt zu werden, unangenehm zusammengepresst zu werden, zu leiden. Für sie sind Kompressionsbandagen und -strümpfe, die sie als unangenehm, beengend, hässlich, heiß und belastend empfinden, eine »Horrorvision«. Die Zukunft lässt jetzt ganz Neues erwarten. Im Leistungssport sehen wir schon in zahlreichen Langstreckendisziplinen Kompressionsbekleidung, die die Leistungsfähigkeit erhöht und die Ermüdung hinauszögert. Spitzensportler tragen Kompressionsbekleidung beim Autofahren nach Wettkämpfen, um besser zu regenerieren und gegen Müdigkeit am Steuer. Das kann doch für die normale, arbeitende Bevölkerung auch nur gut sein, oder?

In der Tat, ich habe bereits gute Erfahrungen damit gemacht! Und die Industrie hat auch bereits reagiert, denn renommierte Hersteller mit einschlägiger Erfahrung haben begonnen, Produkte auf den Markt zu bringen, die leicht anzuziehen sind, sich angenehm auf der Haut anfühlen, elegant wirken und im Alltag jederzeit getragen werden können.

Was steckt dahinter? Zahlreiche wissenschaftliche Erkenntnisse haben gezeigt, dass man durch leichte Kompression des Gewebes, vor allem der unteren Körperpartien, die Blutzirkulation verbessern kann. Sowohl der arterielle Einstrom als auch der venöse Ausstrom wird durch das elastische Vibrieren der Haut, des Unterhautfettgewebes und der Muskeln unterstützt, wodurch wiederum die Zellatmung und der Nahrungsaustausch optimiert werden. Der Abtransport von Schlackenstoffen aus dem Zwischenzellraum in den venösen Schenkel zurück zum Herzen wird so verbessert. Die Haut ist als eine Art elastische Hülle mit einer Grundspannung ausgestattet, die diese Vibrationsfunktion erfüllt und zum Rückstrom des Zwischenzellwassers und der Lymphe ins Blutgefäßsystem beiträgt. Körperliche wie psychische Leistungsfähigkeit werden durch diesen Mechanismus maßgeblich beeinflusst, was natürlich nicht nur im Leben eines Sportlers,

DER TREND ZUR KOMPRESSIONSBEKLEIDUNG

sondern auch einer Hausfrau und Mutter, eines verantwortungsbewussten Arbeiters, Angestellten oder Unternehmers in unserer heutigen Gesellschaft Gültigkeit besitzt. Die Pumpfunktion dieser elastischen Hülle ist besonders bedeutsam zur Überwindung der Schwerkraft, also beim stehenden und sitzenden Menschen im stressgeplagten Berufsleben, zu Hause bei der Versorgung von Wohnung und Kindern, aber auch bei der sportlichen Ausgleichsbewegung. Während der Nacht hilft uns die waagrechte Körperhaltung, die Körperflüssigkeiten gleichmäßig zwischen Kopf und Fuß zu verteilen. Morgens sind die Beine locker, flink und schlank, die Konturen von Knochen, Muskeln und Gelenken sind wieder schön geformt.

Die wenigsten Menschen kennen bislang das angenehme Gefühl der Kompression, verbunden mit der Verbesserung des Wärmeaustauschs, der Verzögerung von Müdigkeits- und Schweregefühl. Aber viele kennen Kompressionsbandagen und -strümpfe, die mühsam zum Anziehen sind und die beengend wirken. Vergleicht man moderne Unterwäsche mit den Modellen der Vergangenheit, erinnert man sich wahrscheinlich an wenig hautfreundliche Materialien, Schnürfurchen durch schlechte Druckverteilung oder Verrutschen bei nicht optimaler Passform. Frauen tragen heute mit Überzeugung BHs, weil sie sich damit wohler fühlen, weil sie weich auf der Haut aufsitzen und dennoch Halt und eine schöne Form geben. Die Materialien sind atmungsaktiv, antibakteriell und schweißabsorbierend, die Farben sind fröhlich, hautähnlich oder transparent und die Webstrukturen setzen der Fantasie keine

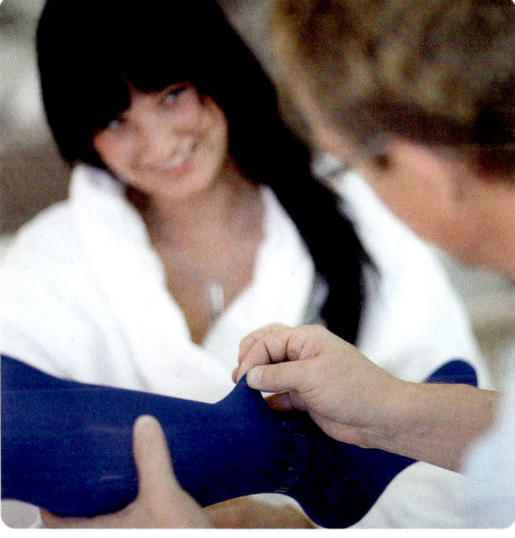

DER TREND ZUR KOMPRESSIONSBEKLEIDUNG

Grenzen. Auch jenen Menschen, die bereits unter Venenproblemen leiden, werden Auswahlmöglichkeiten geboten und vor allem erhöhter Komfort im täglichen Gebrauch. Zahlreiche Fluggäste tragen auf Langsteckenflügen bereits seit Jahren medizinische Kompressionsstrümpfe, um am Ziel entspannter auszusteigen. In Zukunft werden sie eine Auswahl an verschiedensten Modellen auch in den Mode- und Sportgeschäften antreffen und sie werden Kniestrümpfe anziehen, als wären es ganz gewöhnliche, herkömmliche Strümpfe.

Kniestrümpfe, Oberschenkelstrümpfe oder Hosen? Zweifellos erzielt die Kompression bis zur Hüfte mehr Wirkung als bloße Kniestrümpfe, doch die Faltenbildung besonders in der Kniekehle könnte ein einschränkender Faktor sein, wenn auch bei den künftig hauchdünnen, längselastischen Materialien Falten eine nur mehr untergeordnete Rolle spielen werden. Es liegt in der Hand der Hersteller, die Wünsche der Kunden zu erfüllen, und die Forschung ist schon sehr weit fortgeschritten! Für den arbeitenden Menschen wird der Kniestrumpf in den nächsten Jahren vielleicht das Modell der Wahl sein, denn Kompression bis zum Knie macht bereits einen großen Prozentsatz der Kompression bis zum Oberschenkel aus. Für viele wird also der Kniestrumpf bereits das gewünschte Ergebnis bringen und vollkommen auslangen, abendliche Müdigkeit und Schweregefühl zu minimieren – eine Erkenntnis, die sich auch in der Venenheilkunde bei der Behandlung von Krampfadern oder Beinvenenthrombosen herumgesprochen hat. Da für den Krampfadern-Patienten heute ohnehin die Regel gilt, dass die strömungsmechanisch schädlichen, defekten Venen im Unterhautfettgewebe prinzipiell entfernt oder verödet werden sollen – ähnlich der Instandhaltung unserer Zähne –, ist das Tragen von Kompressionsstrümpfen in Zukunft weniger zur Behandlung von Krankheiten als vielmehr zur Optimierung der Gesundheit zu sehen. Modische und sportliche Kniestrümpfe werden deshalb vor allem mit hohem Bewusstsein von jenen Menschen getragen werden, die einem Venenleiden vorbeugen oder ihren Beinen nach Behandlung einer Venenkrankheit mehr gesundmachende Aktivität gönnen wollen. Viel zu viele Menschen leben mit der vielfach nicht begründeten Angst vor Thrombosen und Embolien, denen sie mit nur wenig Aufwand durch das

DER TREND ZUR KOMPRESSIONSBEKLEIDUNG

Tragen von tragefreundlichen Kompressionsstrümpfen bis zum Knie entgegenwirken könnten. Aufgabe der Ärzteschaft, der Fachärzte wie der Allgemeinärzte, wird es in Hinkunft sein, den Menschen den Grad der Wahrscheinlichkeit von krankhaften Komplikationen ihres Beinvenensystems zu prognostizieren – und von Panikmache und voreiliger Medikation Abstand zu nehmen. Medikamente dienen der Korrektur und Reparatur von Krankheiten, nicht aber der Förderung von Gesundheit!

Zarte Kompression ist wie zarte Berührung und sie ist natürlich. Bewegung und Kompression ergänzen sich gegenseitig. Regeneration und Entspannung wirken im Liegen und beim Sitzen am Boden oder mit flach gelagerten Beinen. Übereinanderschlagen der Beine hilft, das schlechtere Bein etwas höher zu lagern und zu entlasten. Kompressionsbekleidung unterstützt die natürlichen Mechanismen der vibrierenden Hüllen von Muskulatur und Unterhautfettgewebe während der Bewegung im Alltag und beim Sport. Sie verstärkt die Wirkungen der Muskelarbeit beim Barfußgehen und hilft, bei hohen Temperaturen das Gewebe zu entwässern, das durch vermehrten Bluteinstrom zur Regulation der Körperkerntemperatur stärker an-

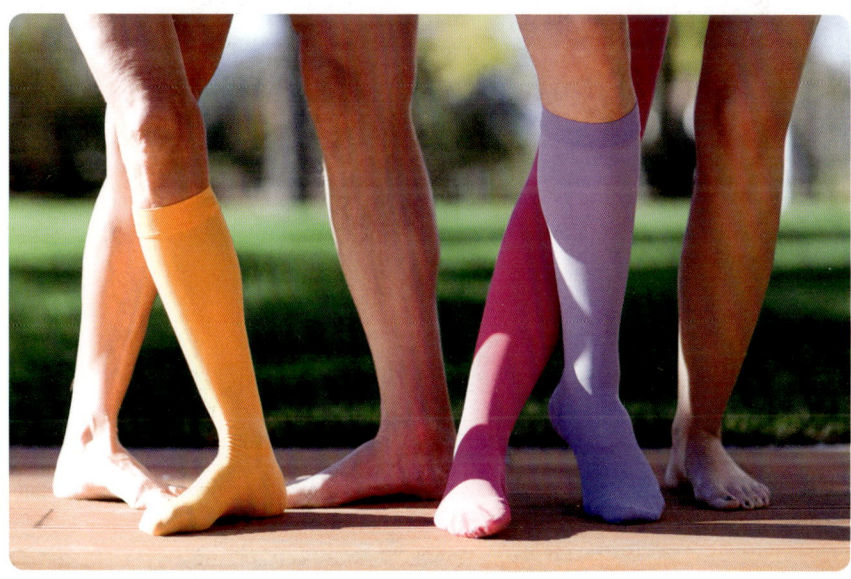

DER TREND ZUR KOMPRESSIONSBEKLEIDUNG

geschoppt ist. Das Geheimnis ist der exakt definierte Anpressdruck – vergleichbar mit dem richtigen Reifendruck beim Auto oder der exakten Einstellung einer Sicherheitsskibindung. Das Geheimnis heißt Temperatur- und Feuchtigkeitsmanagement, Schaffung eines behaglichen Klimas unter der Kleidung und Verbesserung der Sauerstoffversorgung, optimaler Abtransport von Schlackenstoffen und »altem« Blut aus den untersten Regionen des Körpers, verbunden mit einem unsagbaren, neuen Wohlfühlgefühl.

Eine neue Epoche der Bekleidung nimmt ihren Anfang.

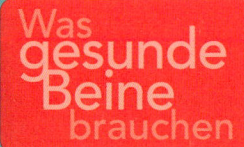

Dabei reicht die Geschichte schon viele Jahrzehnte zurück, bis zu den beiden Visionären Albert Weihermüller und Berthold Voigtmann aus dem sächsischen Vogtland, die als Erste Beinkompression und Optimierung des Wohlbefindens in Zusammenhang brachten. Sie erkannten den Einfluss der Schwerkraft auf die Beinvenenfunktion und erwarteten sich durch die Kompression eine Verbesserung der venösen Rückstromleistung. Jahre später entstand in Bayreuth unter ihrer Federführung die erste Produktion von Kompressionsstrümpfen, aus der sich inzwischen durch nahtlose Stricktechnik und geniale Verarbeitung von angenehmen Materialien der Weltmarktführer namens »medi®« entwickelt hat. Die Enkelöhne des medi®-Gründers, Dr. Michael und Stefan Weihermüller, machten aus den revolutionären Ideen ihres Großvaters eine angesehene Marke für Kompressionsbekleidung und sind auf dem besten Weg, den medizinischen Strumpf zum trendigen Sport- und Modeartikel weiterzuentwickeln. Die renommierte deutsche Firma hat den Trend erkannt und produziert bereits Kompressionsbekleidung für Spitzensportler und gesundheitsbewusste Modefreaks. »CEP®« und die Modemarke »mJ-1®« sind die ersten Produkte aus der fortschrittlichen Ideenschmiede, wobei die Sportkompressionsstrümpfe in wissenschaftlichen Untersuchungen an mehreren Universitäten bei Ausdauerleistungen deutliche Verbesserungen der Resultate durch optimierten ar-

DER TREND ZUR KOMPRESSIONSBEKLEIDUNG

teriellen Bluteinstrom in die Beine zeigten. Noch spannender war der Start im Modebereich, als der bekannte deutsche Modeschöpfer Wolfgang Joop durch einen Zufall auf die neuesten Modelle von Kompressionsstrümpfen stieß. Selbst von müden und schweren Beinen durch die langen anstrengenden Arbeitstage geplagt, faszinierten ihn die bequemen Strümpfe, die leicht anzuziehen waren und unwahrscheinlich leistungssteigernd auf ihn wirkten. Es war die Geburtsstunde der Kompressionsbekleidung in der modernen Gesellschaft des 21. Jahrhunderts.

Können Sie sich schon vorstellen, wie auch Sie mit dem Gefühl der Leichtigkeit, der Energiegeladenheit und des Tatendrangs mit modischen, eleganten Strümpfen, Hosen oder Shirts – vielleicht unter Ihrem Anzug, Ihren Jeans oder auch sichtbar unter Ihrem Rock oder Kleid – den Alltag bewältigen, mehr Spaß an Ihrer Arbeit haben, mit mehr Freude ins Flugzeug steigen, Feste und Partys feiern, den Abend oder die Nacht besser überstehen, egal, ob im Beruf oder in der Freizeit? Es wird Ihre Zukunft sein und es wird Sie beflügeln. Es wird Ihnen helfen, das Leben leichter zu nehmen, früher Lösungen zu anstehenden Aufgaben zu finden und bei der Arbeit oder im Sport erfolgreicher zu sein. Es ist die Vision, den Menschen neue Möglichkeiten der Stressbewältigung und der Entschleunigung zu bieten. Einst war es die Vision der kontrollierten (medizinischen) Kompression für kranke Menschen, heute will man dem gesundheitsbewussten Menschen Lösungen für die Alltagsbewältigung anbieten. Die unglaublich hohe Geschwindigkeit unseres täglichen Lebens kann nur mehr bewältigt werden, indem die Prozesse in unserem Körper optimiert werden. Dabei haben uns in der Vergangenheit viele krank machende Mechanismen gezeigt, wie es nicht sein soll: Arterienverkalkung, chronische Entzündungen und Tumoren waren die Folge. Gesunder Lebensstil kann durch Kompressionskleidung unterstützt und das komplexe Miteinander unzähliger Stoffwechselregulationsprozesse positiv beeinflusst werden. Wir gehen wahrlich einer spannenden Zeit entgegen.

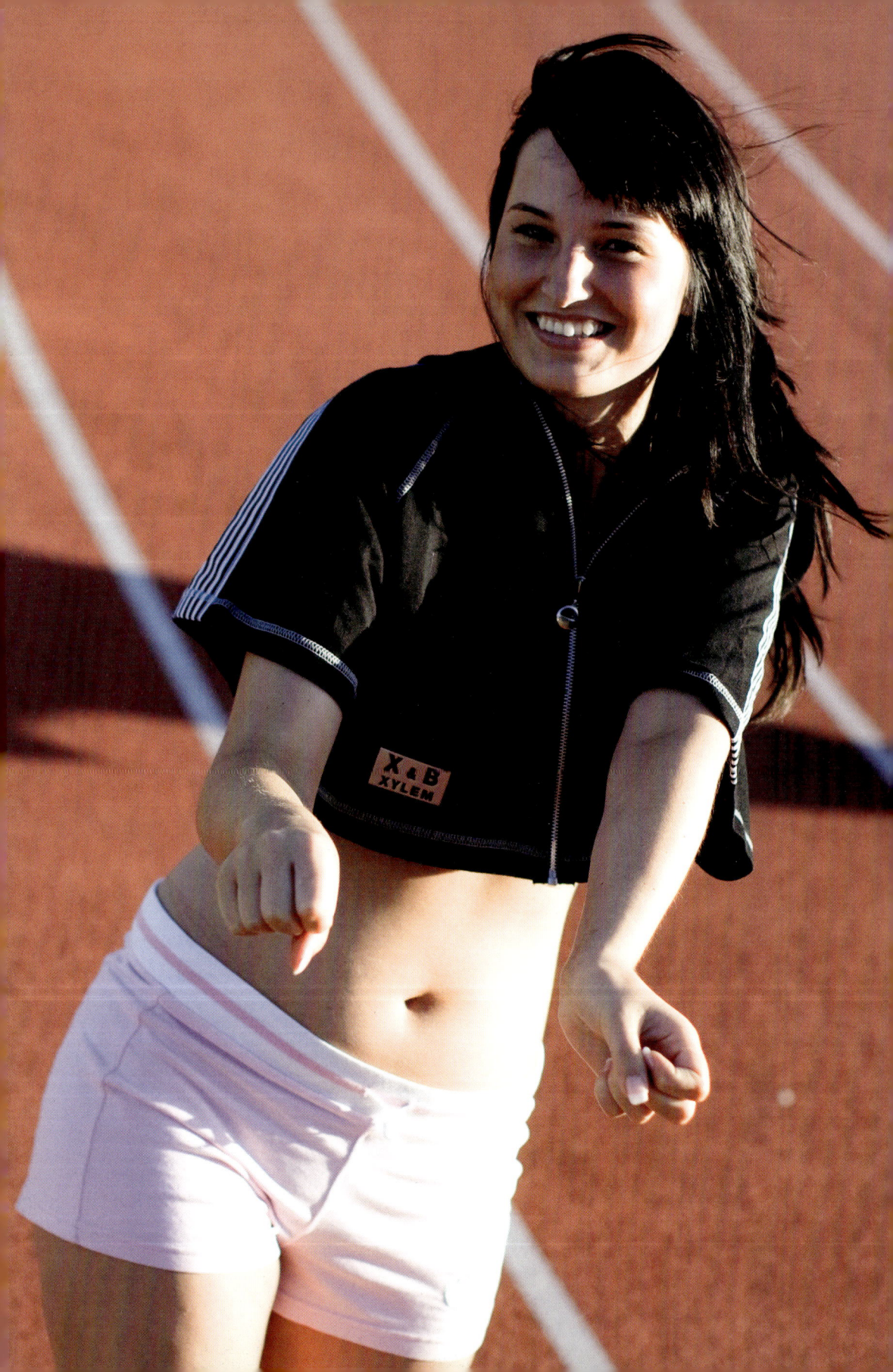

Kapitel 12

FAMILIE, BERUF, FREIZEIT – WAS UNS BEINE MACHT

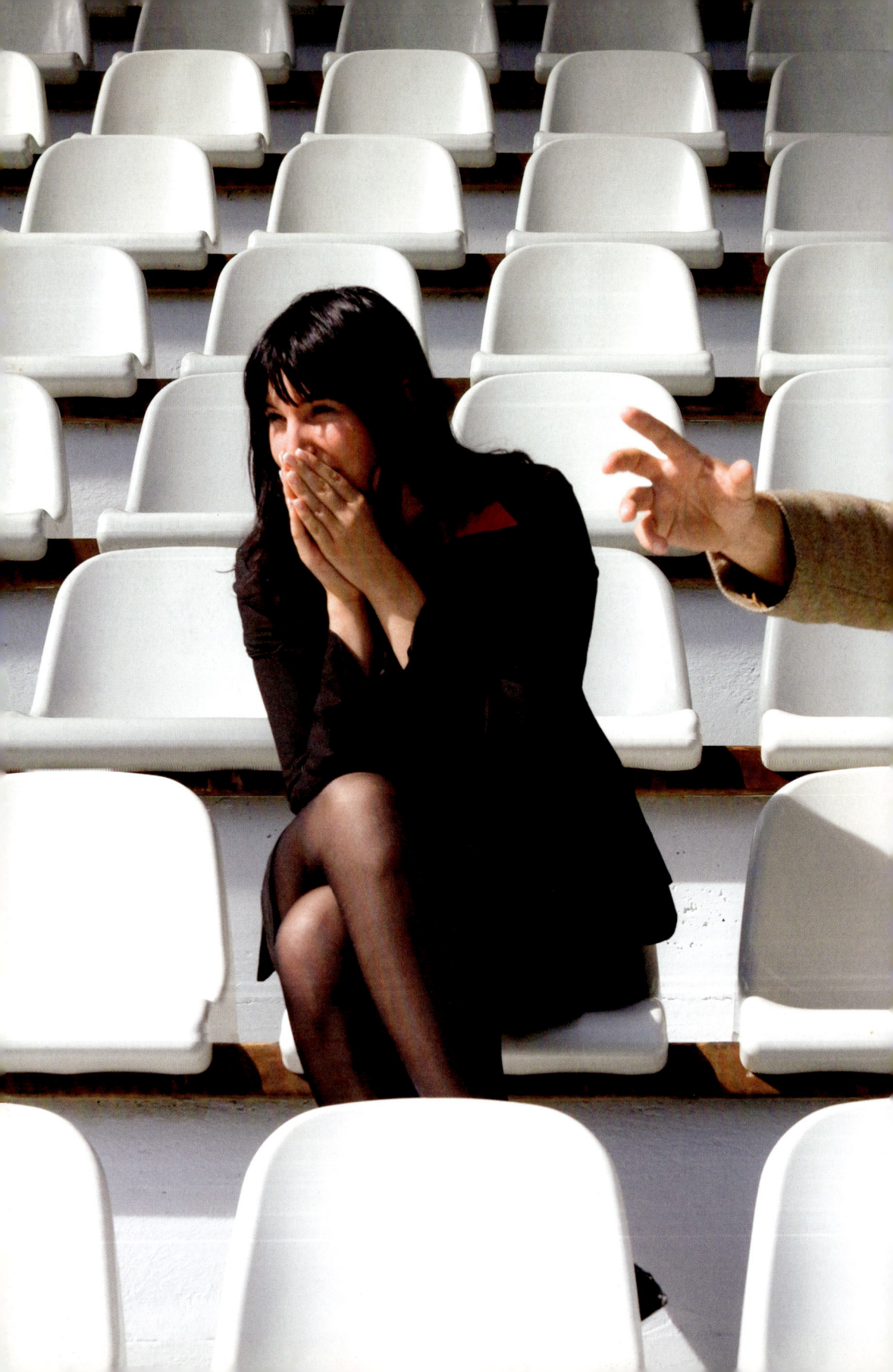

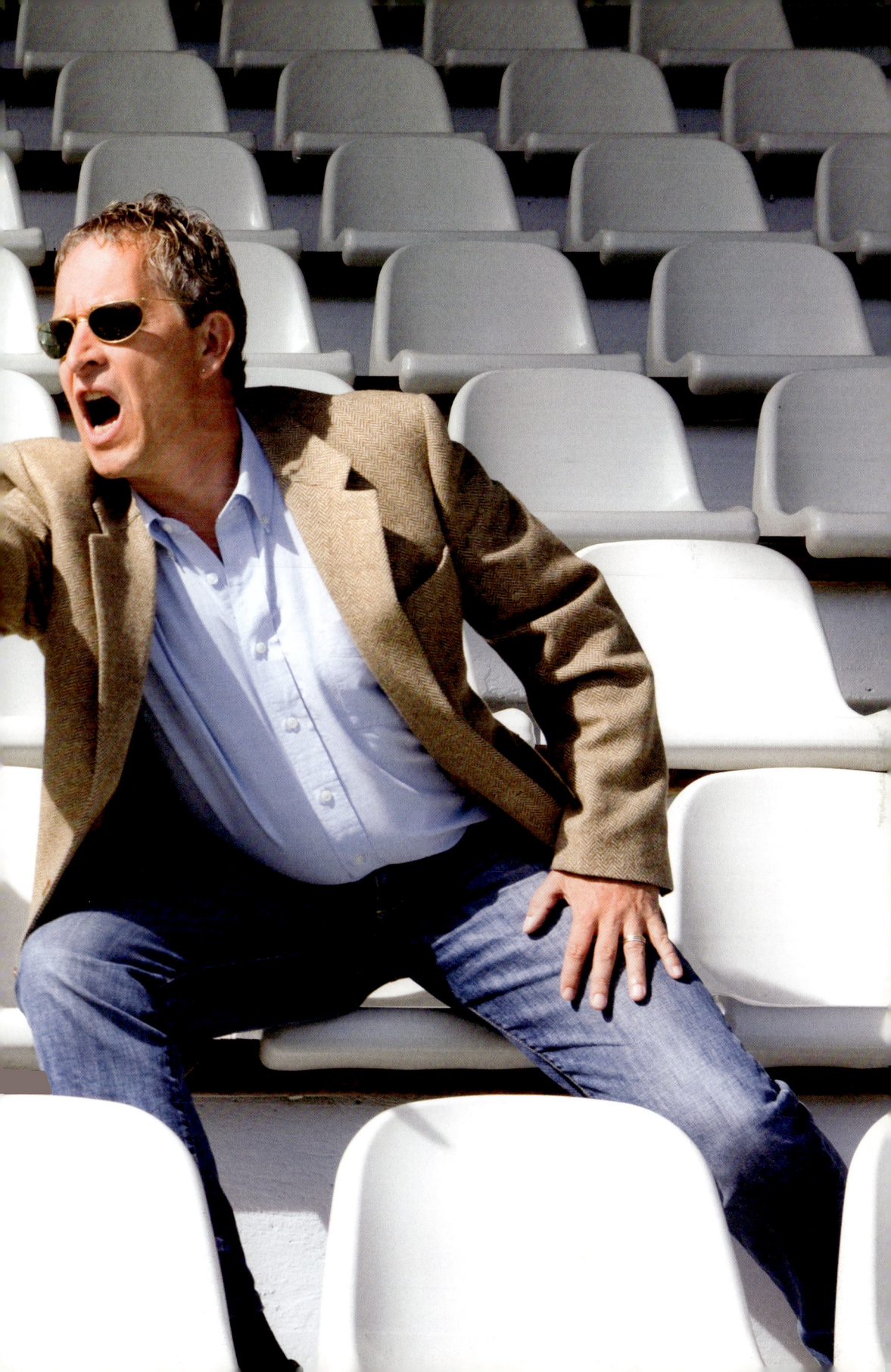

FAMILIE, BERUF, FREIZEIT – WAS UNS BEINE MACHT

Wie fühlen Sie sich? Denken Sie auch, dass die Zukunft besser wird, als es Ihr Leben bisher war? Oder denken Sie, die gute alte Vergangenheit, da war alles besser und die Zeiten werden immer schlechter?

Nun, Sie haben die freie Wahl, zu denken, was Sie möchten, und ich teile mit Ihnen auch diesen Gedanken: Ob das alles wohl tatsächlich so kommt? Da gibt es allerdings einen sicheren Wermutstropfen: Die Vergangenheit hat bereits millionenfach bewiesen, dass die Zukunft so gekommen ist, wie sie von Experten vorhergesagt wurde. Trendforscher und Zukunftsdenker befassen sich mit Begeisterung damit, die nahe und ferne Zukunft vorherzusagen, um dann bestätigt zu bekommen, dass sie wieder einmal recht hatten. Es ist für sie nicht besonders schwierig, die Trends zu erkennen, weil sie ihre Hilfsmittel dafür entwickelt haben und sich auf Verlaufskurven stützen, die aus der Vergangenheit in die Zukunft reichen. Es ist auch nicht schwierig, den Trend zu einer Zukunft des Gesundheitsdenkens und Gesundheitsbewusstseins zu erkennen, wenn man die letzten Jahrzehnte rasend zunehmender Geschwindigkeit im Alltagsleben zur Grundlage nimmt, und es ist nicht schwierig zu prognostizieren, dass wir »Beine bekommen werden«!

Das Informationszeitalter mit Heimcomputer, Mobiltelefonie und Internet, die Digitalisierung jeglicher Technik und die Umstellung des Berufslebens auf Computertechnologie hat uns eine Geschwindigkeit beschert, die wir ehestmöglich mitzugehen imstande sein sollten, denn hier fährt ein Zug: Wir können auf den ersten Waggon aufsteigen oder erst auf den letzten, doch es empfiehlt sich, den Zug nicht zu versäumen. Wie oft habe ich Menschen sagen gehört: Das brauche ich nicht! Wozu soll ich einen Computer kaufen? Ich brauche keine E-Mail-Adresse! Was brauchen wir Internetbanking, wir gehen zur Bank! Ich bestelle nichts im Internet, ich gehe lieber ins Geschäft – und im selben Moment hörte ich sie klagen, sie hätten keine Zeit. Na, ist doch klar. Wenn man sie zuerst vergeudet, dann geht sie einem danach ab. Jetzt mögen viele aufschreien: Was glaubt denn der? Was

FAMILIE, BERUF, FREIZEIT – WAS UNS BEINE MACHT

bildet der sich ein? Ich lass mir doch nichts vorschreiben! Und andere werden wieder sagen: Ja, ganz genau!

Wie immer Sie jetzt reagiert haben, die Zukunft wird beweisen, was richtig für Sie ist. Bisher jedenfalls haben die Prognosen der Trendforscher zum Großteil gestimmt. Hätte ich vor 30 Jahren behauptet, dass jedes Kind heute ein Mobiltelefon mit sich trägt (aus welchem Grund auch immer), wären wahrscheinlich die meisten über mich hergefallen: So etwas, wozu braucht ein Kind ein Mobiltelefon? Wie soll es das tragen, so groß und so schwer? Sehen Sie! – Natürlich ist es nicht leicht, die ständigen Veränderungen immer mitzumachen, sie sind so rasant wie noch nie, und es ist belastend, dem Stress zu widerstehen, und es macht krank.

> *Die Antwort heißt: Entschleunigung.*
> *Der Weg dorthin:*
> *Ökonomisierung der Prozesse.*

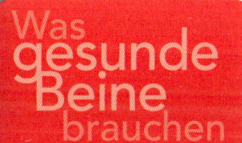

Wir werden in den nächsten Jahren den Computer und noch mehr Maschinen unsere Arbeit verrichten lassen und uns der rationellsten Abwicklung täglicher Aufgaben widmen – mehr denn je. Dadurch bekommen wir Ressourcen frei und können diese somit entspannt für unsere Gesundheit einsetzen. Stress loszuwerden bedeutet, Aufgaben an andere abzutreten, Zeit für sich freizuspielen und dennoch die Höhe des Einkommens zu erhalten. Dafür braucht es Werkzeuge, die – sinnvoll eingesetzt – die Arbeit leisten.

Egal ob zu Hause oder im Beruf, die Erfüllung täglicher Pflichten, die nie weniger werden – im Gegenteil, sie werden offensichtlich immer mehr –, stiehlt uns einen großen Teil der vorhandenen 24 Stunden, und vielfach bemerken wir nicht einmal, wie wir uns ständig neue Aufgaben aufhalsen. Geben Sie mir recht, dass man da »Beine bekommt«? Im wahrsten Sinn des Wortes müssen unsere Beine eine Menge Arbeit leisten, um dieses tägliche Pensum zu absolvieren. Und nicht selten legt man sie abends auf einen Stuhl und stöhnt erleichtert.

FAMILIE, BERUF, FREIZEIT – WAS UNS BEINE MACHT

Die in diesem Buch beschriebenen Zusammenhänge und die angebotenen »Werkzeuge« werden den Menschen in den nächsten Jahren helfen, ihre Regulationssysteme nicht aus den Fugen geraten zu lassen. Es liegt in unser aller Hand, das Leben nach den Regeln der Natur zu optimieren und uns wieder jener Werkzeuge zu bedienen, die die Natur für uns vorgesehen hat. Die Kenntnis der Physik, der Mechanik, der Massenanziehung, der Strömungs- und der Wärmelehre – bloß in den Grundzügen – unterstützt uns dabei und hilft unserer Kommandozentrale, dem Gehirn, den Weg zum Erfolg zu bahnen. Es braucht kein großes Studium, es genügt, die einfachen Zusammenhänge zu verstehen und anzuwenden, wenn sie gefragt sind. Es gilt Irrtümern und Mythen aus dem Weg zu gehen und zu erkennen, was uns guttut. Und es gilt das neue Bewusstsein um unseren Körper und unseren Geist sinnvoll und ökonomisch einzusetzen, um all die neuen Herausforderungen annehmen zu können.

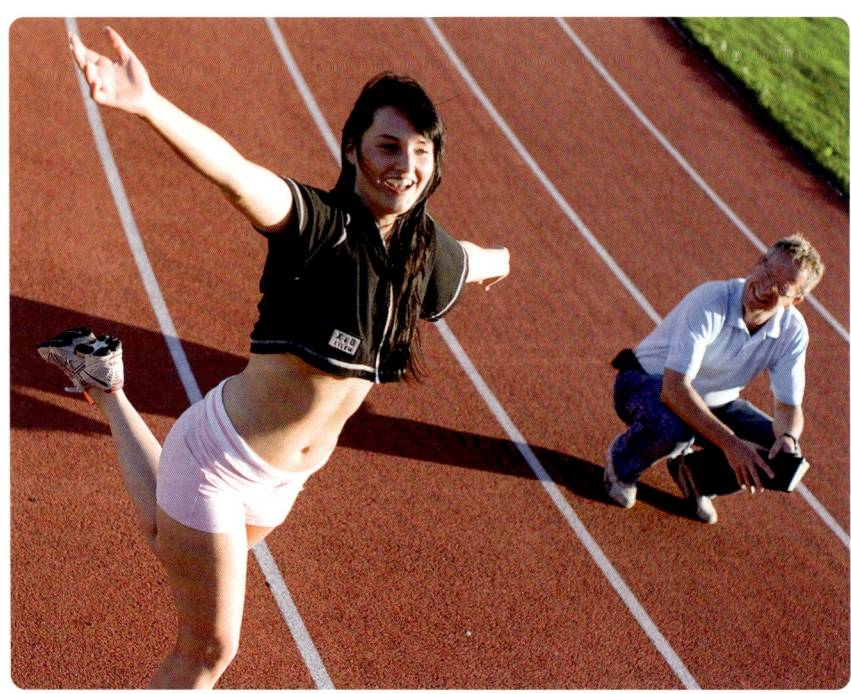

FAMILIE, BERUF, FREIZEIT – WAS UNS BEINE MACHT

Wir werden mit hohem Bewusstsein in der Erfolgsspirale der **5 Säulen der Gesundheit** drehen. Unsere Psyche – unseren Geist, unsere Denkprozesse, unsere Sichtweisen, unsere Programmierungen – werden wir optimieren, um die vier anderen Säulen zu steuern und zu kontrollieren. Besonderes Augenmerk wird auf die Gestaltung des jeweiligen Umfelds zu legen sein, wenn es darum geht, die Existenz zu sichern. Das Verhältnis von Zeitaufwand und Geldverdienst hat sich in den letzten Jahren zuungunsten der Arbeitnehmer, aber auch der Unternehmer verändert, neue Arbeitsmodelle und Wirtschaftsformen sind gefordert. Networking ist das Schlagwort. Netzwerke zu bauen, Beziehungen herzustellen, zusammengebrochene Hierarchien als Chance zu erkennen und fähige Menschen, die daraus hervorgehen, in neue lebenswerte Wertschöpfung einzubinden wird die Aufgabe der neuen Geldverdiener sein. Diese Arbeit kann in

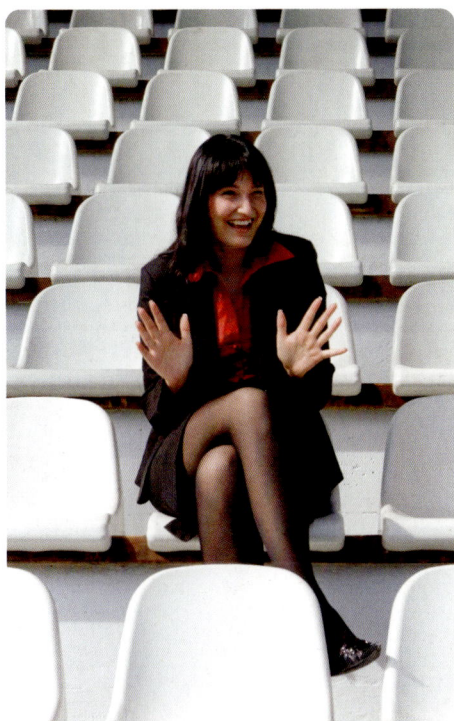

Selbstständigkeit gemacht werden, sie erfordert nur geringe Investitionen und stützt sich auf bereits bestehende Fähigkeiten der Menschen. So müssen junge Mütter nicht mehr mühsam und gestresst am frühen Morgen am Arbeitsplatz erscheinen und nach der Arbeit schnell nach Hause eilen oder gar noch die Kinder von Kindergarten und Schule abholen, sondern können ihre Arbeit am Computer und am Telefon zu Hause verrichten und so ihr Zeitmanagement auf die familiären Verpflichtungen ausrichten.

In unserem Unternehmen hat sich auf diese Weise in den vergangenen 15 Jahren ein Dienstleistungsmodell entwickelt, bei

FAMILIE, BERUF, FREIZEIT – WAS UNS BEINE MACHT

dem Hausfrauen, Mütter, aber auch Studenten und »Freizeitartisten« Büroaufgaben als selbstständige Kleinunternehmer von zu Hause aus erledigen, angebunden via Internet an Computer- und Telefonnetzwerke. Sie nehmen Telefonanrufe entgegen, bearbeiten diese am Computer, verbinden mit zuständigen Personen oder sie übernehmen Organisationsaufgaben, schreiben Briefe, erledigen die Buchhaltung oder entwerfen Grafiken und Designs. Andere vernetzen sich zum Aufbau von Vertriebsorganisationen, wie man es im Network Marketing kennt, und schaffen sich dadurch ein zusätzliches Standbein oder eine sichere Existenz mit nachhaltigem Einkommenswachstum. Für viele ist die Arbeit »im Schweiße ihres Angesichts« nicht mehr lukrativ genug und sie erkennen diese neuen Möglichkeiten – und ich kann Ihnen versprechen, zu finden sind sie »wie Sand am Meer«! Und man trifft immer mehr Menschen aller beruflichen und sozialen Schichten in den neuen Wertschöpfungsformen. Wir, meine Familie und ich, haben uns in den vergangenen zwei Jahrzehnten stets neuen Möglichkeiten zugewandt, weil wir bereits in frühen Jahren erkennen mussten, dass uns die Arbeitslast zu groß und der Ertrag zu gering wurde. Wir wollten chronischer Krankheit aus dem Weg gehen, als wir spürten, dass sie näher kam. Das haben wir nicht ganz geschafft, aber wir haben gelernt, wie man sich ihrer wieder entledigen kann.

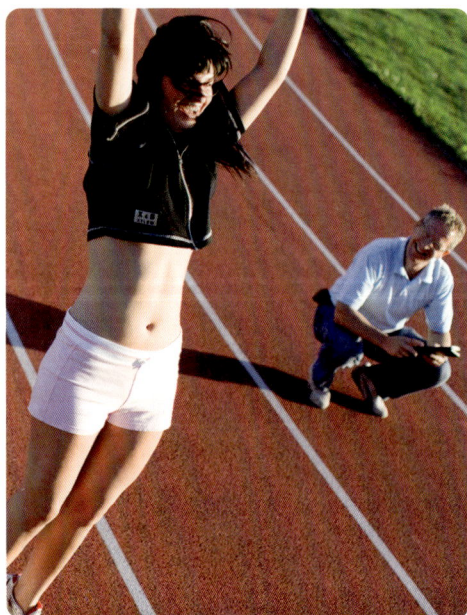

Deshalb kann ich heute guten Gewissens jeden Menschen dazu ermuntern, alles zu unternehmen, etwas für seine Gesundheit zu tun, denn je mehr er dafür tut, desto weniger hat Krankheit bei ihm Platz. Und selbst wenn Krankheit sich be-

FAMILIE, BERUF, FREIZEIT – WAS UNS BEINE MACHT

reits breitgemacht hat, bestehen noch die besten Chancen, die Gesundheit wieder so zu stärken, dass die Krankheit »das Weite suchen« wird. Immer mehr Menschen erkennen diesen Zusammenhang und wenden sich der Naturheilkunde und anderen alternativen Schulen zu, die von zunehmend mehr Ärzten und Heilpraktikern (in Österreich nicht zugelassen) betrieben werden. Auch die Volksabstimmung der Schweizer Bevölkerung am 17. Mai 2009, komplementärmedizinische Verfahren in die Bundesverfassung zu implementieren und zu honorieren, deutet unmissverständlich auf diesen Trend hin. Mehr als zwei Drittel der deutschsprachigen Bevölkerung schließen sich heute dieser Meinung an. Wo stehen wir dann in zehn Jahren?

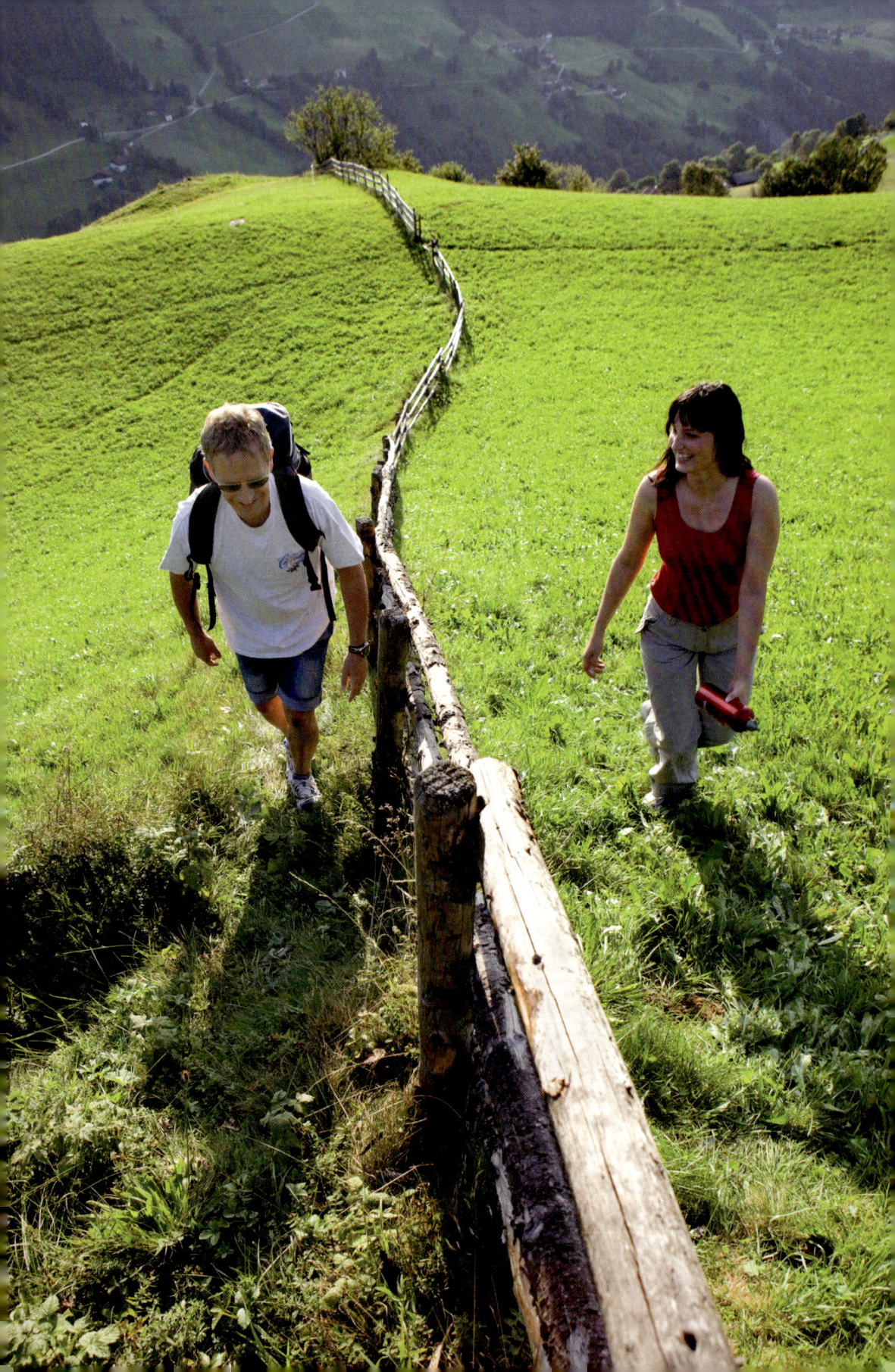

Kapitel 13

ERNÄHRUNG, BEWEGUNG UND REGENERATION

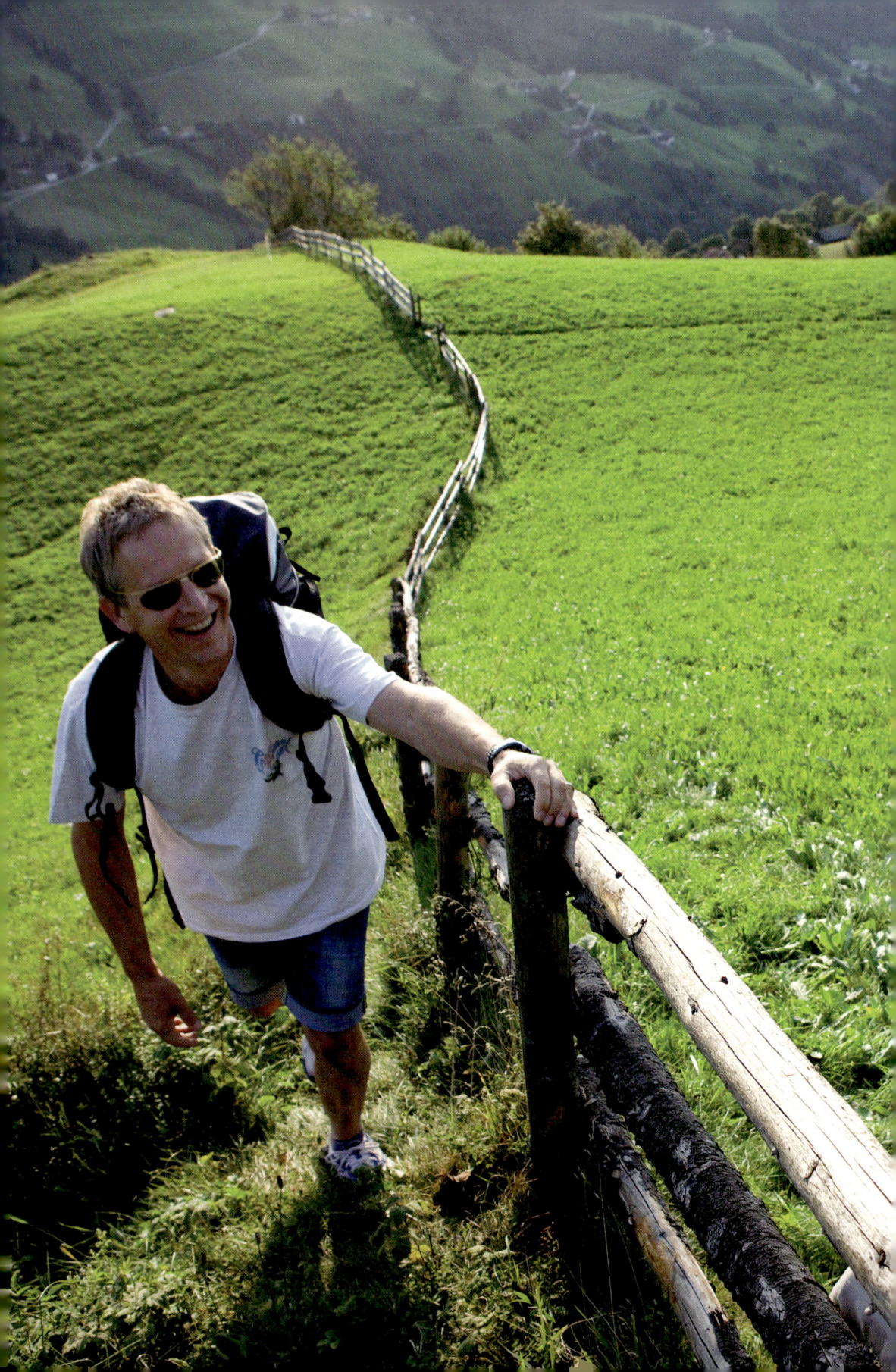

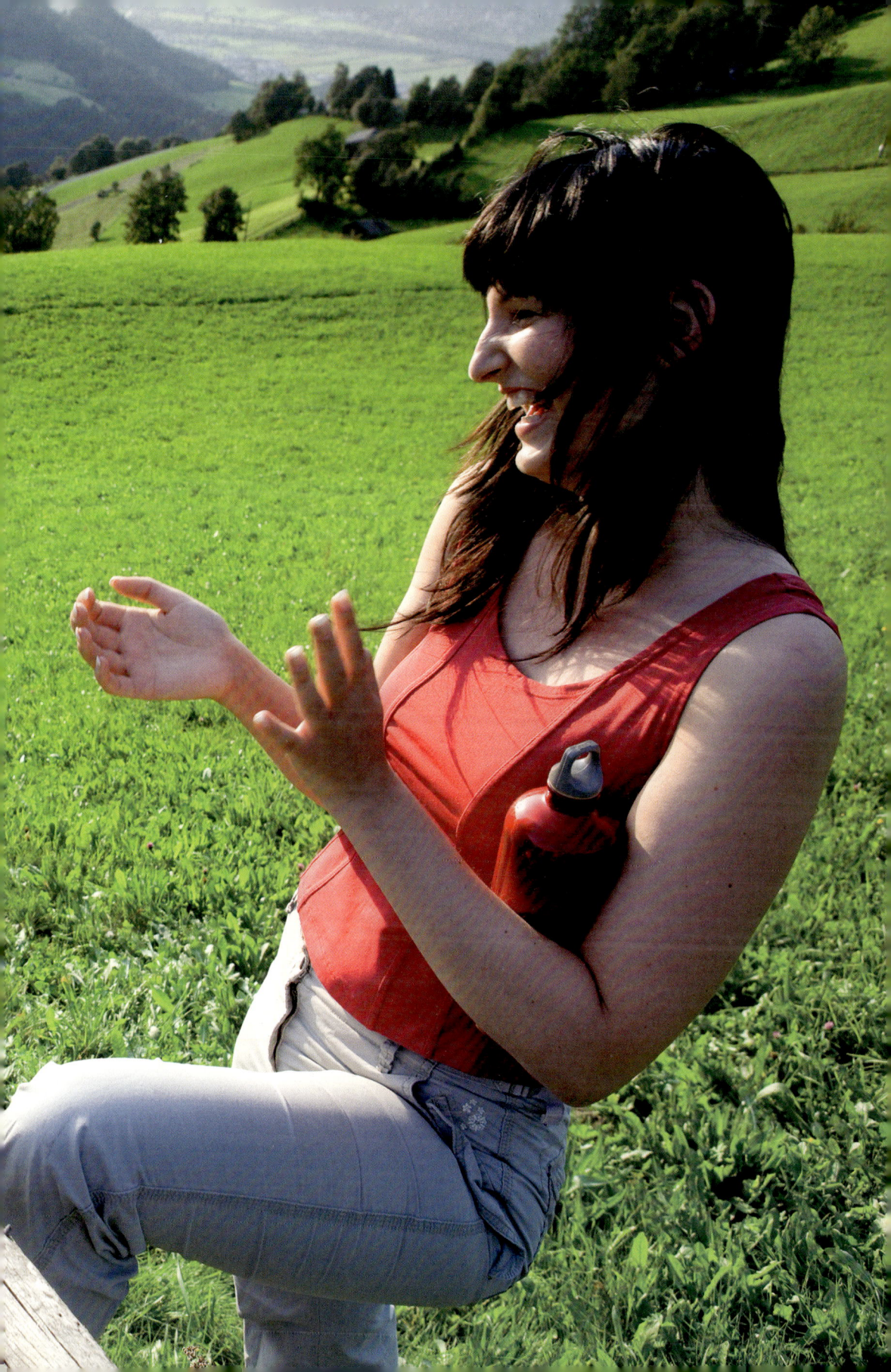

ERNÄHRUNG, BEWEGUNG UND REGENERATION

Neben der »Köpfchenarbeit« ist die Ernährung die wichtigste Säule der Gesundheit. Ernährung kann fast alles! Und es verwundert auch nicht, wenn man bedenkt, dass doch alles, was in uns steckt, irgendwie einmal mit der Nahrung in uns hineingeraten ist. Geht man davon aus, dass auch die »geistige Nahrung« zur Ernährung zählt, so könnte man mit Fug und Recht sogar behaupten, Ernährung ist überhaupt das Wichtigste. Tatsächlich haben wir noch nicht wirklich verstanden, was wir mit Ernährung alles erreichen können, vielleicht auch deswegen, weil unser Organismus so tolerant ist und so vieles zulässt. Nichts zu essen ist tödlich, das Falsche zu essen auch, aber viel vom »nicht so ganz Gesunden« zu essen verträgt unser Körper schon recht gut, wenn auch mit Folgen. Darüber wird heute noch viel zu wenig gesprochen, dennoch – immer mehr werden sich dieser Tatsache bewusst.

Wie alle unsere Organe sind auch unsere Beine stark von gesunder Ernährung abhängig. Dabei geht es nicht nur um die Energie (Makronährstoffe), die ihnen zugeführt wird, sondern ganz besonders um die Mikronährstoffe, die auf das funktionelle Zusammenspiel vieler Regulationsprozesse Einfluss nehmen. Schöne Haut und Nägel, elastische Muskeln, elegante Bewegungskoordination, Spannkraft der Blutgefäße, starke Knochen und eine schöne Figur sind das Resultat richtiger Ernährung. Mikronährstoffe wie Vitamine, Mineralstoffe, Spurenelemente und sekundäre Pflanzenbegleitstoffe gibt es zu Tausenden, weit mehr, als die meisten Menschen annehmen, und sie können nicht mit »schneller Küche« bereitgestellt werden. Oft wird der Begriff der ausgewogenen Ernährung verwendet, ich würde lieber von einer vollkommenen Ernährung sprechen, die auch zulässt, zwischendurch »weniger Gesundes« zu konsumieren; außerdem muss ein Bewusstsein davon entwickelt werden, was uns guttut. Dann kommt es nur mehr auf das Verhältnis an, wie wir »Gutes« und »weniger Gutes« miteinander vermengen.

Unzureichende Ernährung führt unweigerlich zu Mangelzuständen und diese führen – meist erst über Jahre – in die Krankheit. Viele Krankheiten werden jedoch nicht als Folge von Mangelzuständen erkannt und von der westlichen Schulmedizin lediglich symptombehandelt. Erst wenn schulme-

ERNÄHRUNG, BEWEGUNG UND REGENERATION

dizinische Interventionen erfolglos bleiben, gehen viele Menschen zu alternativen Ärzten, Heilpraktikern oder Therapeuten und lösen das Problem durch Ernährungsumstellung. Mangelzustände werden oft auch als erblich fehlinterpretiert und Hauterkrankungen, Besenreiser, Krampfadern, Thrombose, Hallux valgus (Großzehenschiefstand), Arthrose und Gefäßverkalkung auf die leiblichen Eltern geschoben oder als Schicksal angesehen. Vielfach stellt sich dann bei genauer Befunderhebung heraus, dass eine Optimierung der Ernährung großen Einfluss auf das Beschwerdebild nehmen würde. Unsere Sprache ist genial – wir fragen: »Was fehlt dir?« und meinen: »Wo tut's weh?« oder »Bist du krank?«. Das zeigt, dass die Menschen im Grunde schon Bescheid wüssten, dass uns irgendwelche Nährstoffe fehlen, wenn wir uns krank fühlen. Neueste Erkenntnisse der naturheilkundlichen Ernährungsmedizin und laborchemische Vollblutuntersuchungen bestätigen die Annahme: Ernährung kann fast alles!

Meine Erfahrungen zeigen allerdings, dass eine Umstellung auf sehr gesunde Kost aufwendig, relativ teuer und mühsam für die Menschen ist, weil sie in vielen Fällen von den sogenannten »schönen Momenten« des Lebens Abstand nehmen müssen. Die Lebensmittelindustrie hat in den letzten Jahrzehnten intensiv an Geruch, Geschmack und Aussehen der Nahrungsmittel gearbeitet und viele Menschen wollen darauf nicht verzichten. Andererseits hat die Natur über Jahrmillionen geniale Kompositionen aus Mikronährstoffen geschaffen, die in ihren Geschmackseigenschaften den künstlichen Nährstoffen um nichts nachstehen. Die gilt es aber wieder neu zu entdecken, weil sie von unseren Speiseplänen nahezu verschwunden sind. Wenn Sie also Ihren Beinen Gutes zukommen lassen wollen, denken Sie unbedingt an Ihre Ernährung. Befassen Sie sich mit Pflanzen, Kräutern, Gewürzen, Fleisch- und Milchprodukten und mit natürlicher Nahrungsergänzung, alles trägt zu mehr Gesundheit, Fitness, Leistungsfähigkeit, Abwehrkraft, Schönheit, Eleganz und Grazie bei. Es liegt in Ihrer Hand! Denken Sie daran, dass Hautpflege ebenfalls eine Form der Ernährung ist, und verwenden Sie hochwertige, nährstoffreiche Cremes oder Lotionen. Denken Sie an Wasser, das als Entsäuerungsmittel (= Entschlackungsmittel) fungiert, den Bindegewebsraum durchspült, die Nieren fit und die Haut geschmeidig hält.

ERNÄHRUNG, BEWEGUNG UND REGENERATION

Die blutverdünnende Wirkung des Wassers schützt die Gefäße vor Thrombose und Verkalkung, erhöht die Durchblutung der Muskeln und steigert die Leistung des Gehirns. Und denken Sie auch an die geistige Nahrung, mit der Sie sich füttern, denn mit ihr gelangt die allerbeste Nahrung in Ihren Organismus, und Sie allein bestimmen, was Sie gerne möchten:

Du bist, was du isst.

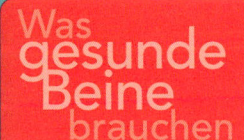

Zahlreiche Menschen sind in den letzten 15 Jahren durch unser Gesundheitszentrum gegangen und haben an unserem ErnährungsLERNprogramm (siehe mein Buch »Diät macht dick«) teilgenommen. Wir vermitteln ihnen allen, dass es dabei um eine grundlegende Umstellung der Lebensgewohnheiten und damit auch der Ernährungs- und Bewegungsgewohnheiten geht, denn nur so sind anhaltende Erfolge möglich. Die meisten Menschen unterliegen dennoch dem Irrtum, sie würden an einem Abmagerungsprogramm, einer Kur oder gar an einer wundersamen Verzauberung ihrer Fettzellen teilnehmen. Ernährung ist weit mehr. Ernährung ist Philosophie – denken Sie an die vielen großartigen Gourmetköche, an die vielen Restaurants mit außergewöhnlicher Esskultur. Ernährung ist Kult und Vergnügen. Sich gesund zu ernähren bedeutet, sich eine eigene hochwertige Esskultur anzueignen, die abseits von dickmachender Genussbefriedigung liegt und zur Optimierung einer glückbringenden Lebensweise dient. Oft bekommen wir auch Anfragen, an welchem Pulver oder Milchprodukt oder ergänzendem Vitamin es wohl liege, wenn jemand plötzlich in der Nacht aufstehen muss, um zur Toilette zu gehen, oder Bauchbeschwerden oder Kopfschmerzen hat. Seien Sie versichert: Wenn Sie eine Veränderung Ihrer Lebensumstände herbeiführen, werden Sie auch Veränderungen verspüren. Wir Mitglieder einer »Wundermittelgesellschaft«, geprägt von pharmakologisch wirkenden Pillen, vergessen allzu oft, dass die wertvollste und effektivste Veränderung nicht durch Wunder, sondern durch unseren Geist und unser Tun verursacht wird. Die Medizin hilft in akuten Si-

ERNÄHRUNG, BEWEGUNG UND REGENERATION

tuationen und in Notfällen, bei anhaltenden Krisen und chronischen Problemen helfen Sie sich am besten selbst. Die Natur hat dafür alle Wege geebnet und die besten Werkzeuge entwickelt, Ernährung ist eine davon. Sie können Ihr Leben selbst gestalten. Freuen Sie sich, welche Macht in Ihnen steckt!

Wer gesunde Beine haben will, muss sie bewegen, pflegen und zwischendurch rasten lassen. Wir Menschen der westlichen Kultur schenken unseren Beinen zu wenig Aufmerksamkeit – Frauen kümmern sich im Durchschnitt mehr darum als Männer. Es gibt zwar Männer, die begeistert ihrer sportlichen Betätigung nachgehen, oder auch solche, die täglich ihre Haut und ihre Nägel pflegen, doch Männer, die von allem ein bisschen tun, gibt es nur wenige. Zugegeben, eine allumfassende Information für jeden Menschen und jede Lebenssituation gibt es nicht. Wenn Sie Ihren Beinen Gutes tun wollen, sollten Sie aus allem, was Ihnen die Natur anzubieten hat, ein wenig schöpfen. Machen Sie also regelmäßig Bewegung, laufen Sie, fahren Sie mit dem Rad oder gehen Sie einfach nur spazieren: 10.000 Schritte am Tag sind ein wunderbares Training, das den allermeisten Menschen möglich ist. Lockere, dynamische Bewegung ist ein Gesundmacher und Jungbrunnen, unzählige wissenschaftliche Untersuchungen haben gezeigt, wie viele Regulationsmechanismen und Stoffwechselvorgänge dabei in Gang gesetzt werden. Sich im Grundlagenausdauerbereich zu bewegen bewirkt zwar im Moment keinen sehr großen Kalorienverbrauch, doch wer sich auf Dauer schlank halten beziehungsweise sein Hüftgold verlieren will, ist damit besser beraten.

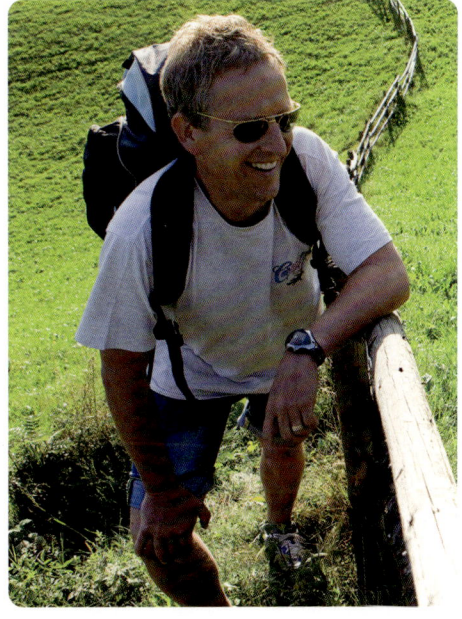

ERNÄHRUNG, BEWEGUNG UND REGENERATION

Mäßige Anstrengung hält den Verbrauch an Mikro- und Makronährstoffen besser im Gleichgewicht und auch die Organsysteme können ihrer Regulationsaufgabe besser nachkommen. Wer möchte, kann natürlich die Intensität steigern, zumindest zwischendurch, und wer fleißig und regelmäßig trainiert, wird automatisch leistungsstärker werden. Bewegung in dieser Form ist ein Gesundmacher. Solange der Verbrauch an Mikronährstoffen die Zufuhr durch die Ernährung nicht überschreitet, funktionieren die Regulationsmechanismen und die Organsysteme bleiben in Balance. Sehr viele Hobbysportler ahnen nicht, wie hoch ihr Verbrauch an Mikronährstoffen ist, und geraten über Monate und Jahre in ein chronisches Defizit, das später in Krankheit mündet.

Neben der reichhaltigen Ernährung mit Obst, Gemüse, Kräutern und vielen Gewürzen werden in Zukunft viele Menschen Nahrungsergänzung aus naturnahem Anbau konsumieren müssen, weil laborchemische Vollblutuntersuchungen immer häufiger einen eklatanten Mangel an Mineralstoffen, Spurenelementen, Vitaminen und sekundären Pflanzenbegleitstoffen belegen. Wer sich heute schon die (noch) teuren Untersuchungen leisten will, wird diese Erkenntnis mit allergrößter Wahrscheinlichkeit belegt bekommen. Günstiger ist schon die Messung der Zellregulation mit dem CRS® von Mevitec®, das Mikronährstoffmängel mittels nicht-invasiver elektronischer Technologie durch die Haut misst. Und wer gleich schon zu Taten schreiten will, informiert sich über die Zusammenhänge von Mikronährstoffen und besorgt sich natürliche Nahrungsergänzung, die heute zumeist im Direktvertrieb zu beziehen ist: Nutrilite® wäre ein Beispiel eines führenden Herstellers, der seit über 75 (!) Jahren den Weltmarkt dominiert – das ist doch nicht mehr neu!

Wollen Sie wirklich gesunde Beine, dann müssen Sie Ihre Beine wirklich zu schätzen lernen. Ich habe einen Freund, der einmal querschnittgelähmt war und dem alle meine Arztkollegen den Rollstuhl auf Lebenszeit prognostizierten. Er geht heute wieder, weil er das Schicksal damals nicht akzeptieren wollte. Fragt man ihn, welche Bedeutung seine Beine für ihn heute haben, so lernt man ihren Wert erst richtig zu schätzen. Wir sollten viel mehr für unsere Beine tun, wir sollten sie trainieren, sie gut ernähren, sie zwischendurch aktiv entspannen, kurzum: sie pflegen. Genießen Sie es, die

ERNÄHRUNG, BEWEGUNG UND REGENERATION

Treppen statt den Fahrstuhl zu nehmen, oder gehen Sie doch zu Fuß von einer Bushaltestelle zur nächsten. Tragen Sie weiche elastische Schuhe oder gehen Sie (beinahe) barfuß, wenn es möglich ist. Genießen Sie die Kompressionsstrümpfe der nächsten Generation und zeigen Sie Ihre Beine im neuen Look. Fahren Sie täglich mit dem Rad und stehen Sie, so oft es geht, auf weicher Unterlage. Setzen Sie sich auf den Boden oder lagern Sie die Beine zum Regenerieren flach und pflegen Sie Ihre Haut mit wertvollen Essenzen. Schlafen Sie auf anschmiegsamer Matratze mit flacher Beinlagerung – die Beinhochlagerung funktioniert nur in Rückenlage –, lassen Sie im Schlaf alle Körperteile in eine natürliche Stellung zurückgleiten und entspannen Sie jeden Muskel im Körper, dann regenerieren auch das Zentralnervensystem, das Bindegewebe und alle übrigen Organe.

Entspannung ist die hohe Kunst leistungsfähiger Menschen. Wer gut entspannen kann, erbringt mehr Leistung als jemand, der »nur« gut trainiert. Entspannung wird ein viel diskutiertes Thema im Zeitalter der Gesundheit der nächsten Jahrzehnte werden. In Schlaflabors hat man schon viel Erfahrung gesammelt und im Spitzensport setzt man auf Techniken der Entspannung ebenso wie auf die Erkenntnisse der Trainingslehre. Entspannung kann auch Sauna oder Massage heißen, Shiatsu, Qi Gong oder Tai Chi, inspirative Musik hören oder singen, ins Kino oder ins Theater gehen. Liegen Sie in der Sauna, so lange Sie wollen – auch mit Venenproblemen –, gehen Sie danach ins kalte Becken und trainieren Sie die Venenwandmuskulatur durch Kalt-Warm-Bäder. Lassen Sie sich massieren, lymphdrainieren, ganz einfach verwöhnen, es tut Ihren Beinen nur gut, gerade mit Venenproblemen. Seit mehr als einem Jahrzehnt schicke ich meine Patienten zum Therapeuten und sie danken es mir – und die Therapeuten freuen sich, weil sie wissen, wie gut es wirkt.

Schlafen Sie ausreichend, aktiv und bewusst, planen Sie Ihren Tag, damit für die Nacht genug Zeit übrig bleibt. Zeitmanagement ist ein Teil der Umfeldgestaltung. Stimmt das Umfeld – der Arbeitsplatz, die Einkommensverhältnisse, die Familie, der Freundeskreis –, dann stimmt auch das Zeitangebot und Sie können Ihre Regenerationsphasen stets selbst bestimmen. Sie haben es in der Hand!

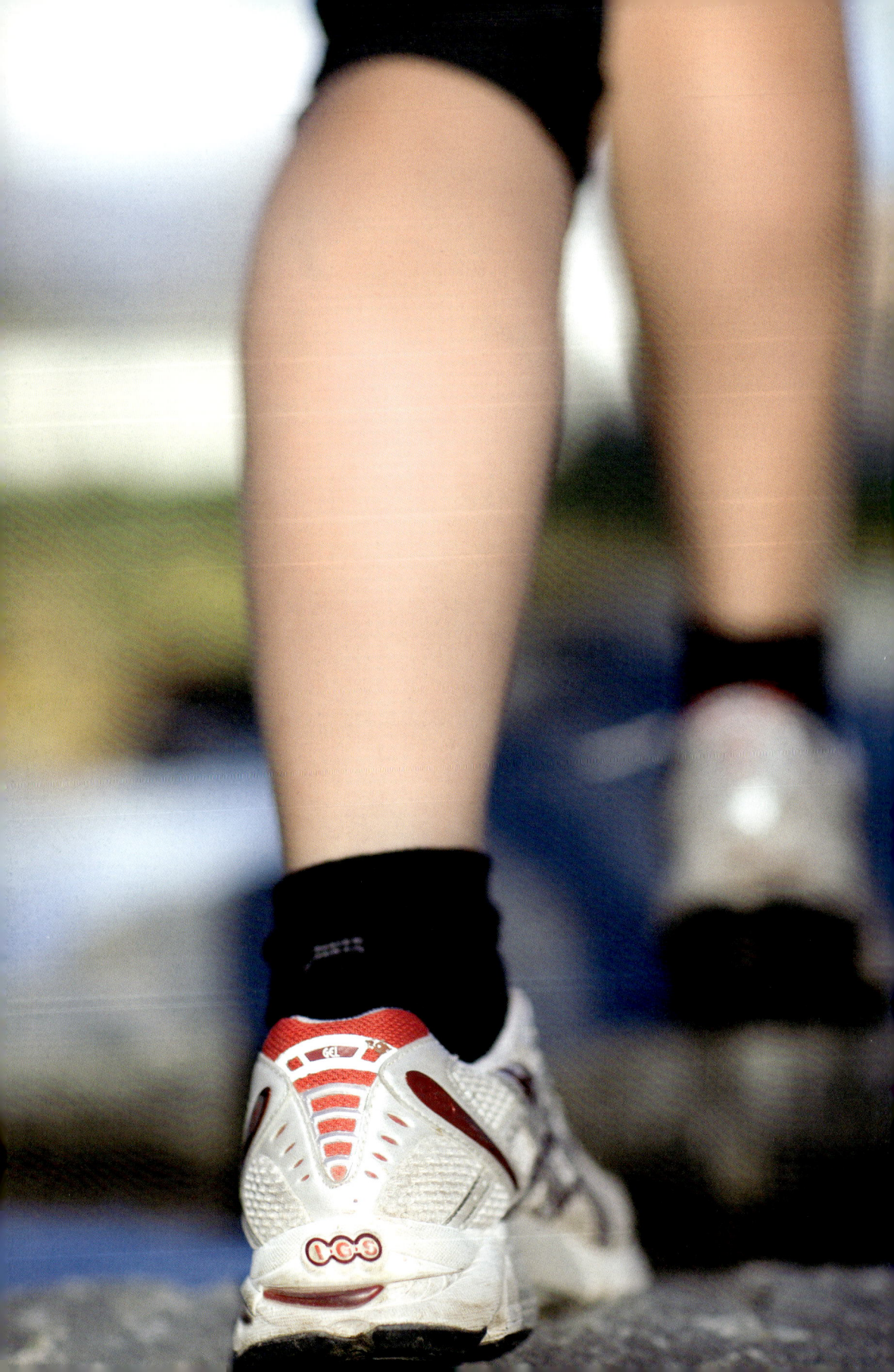

Kapitel 14

KRAMPFADERN ODER MAKELLOSE BEINE?

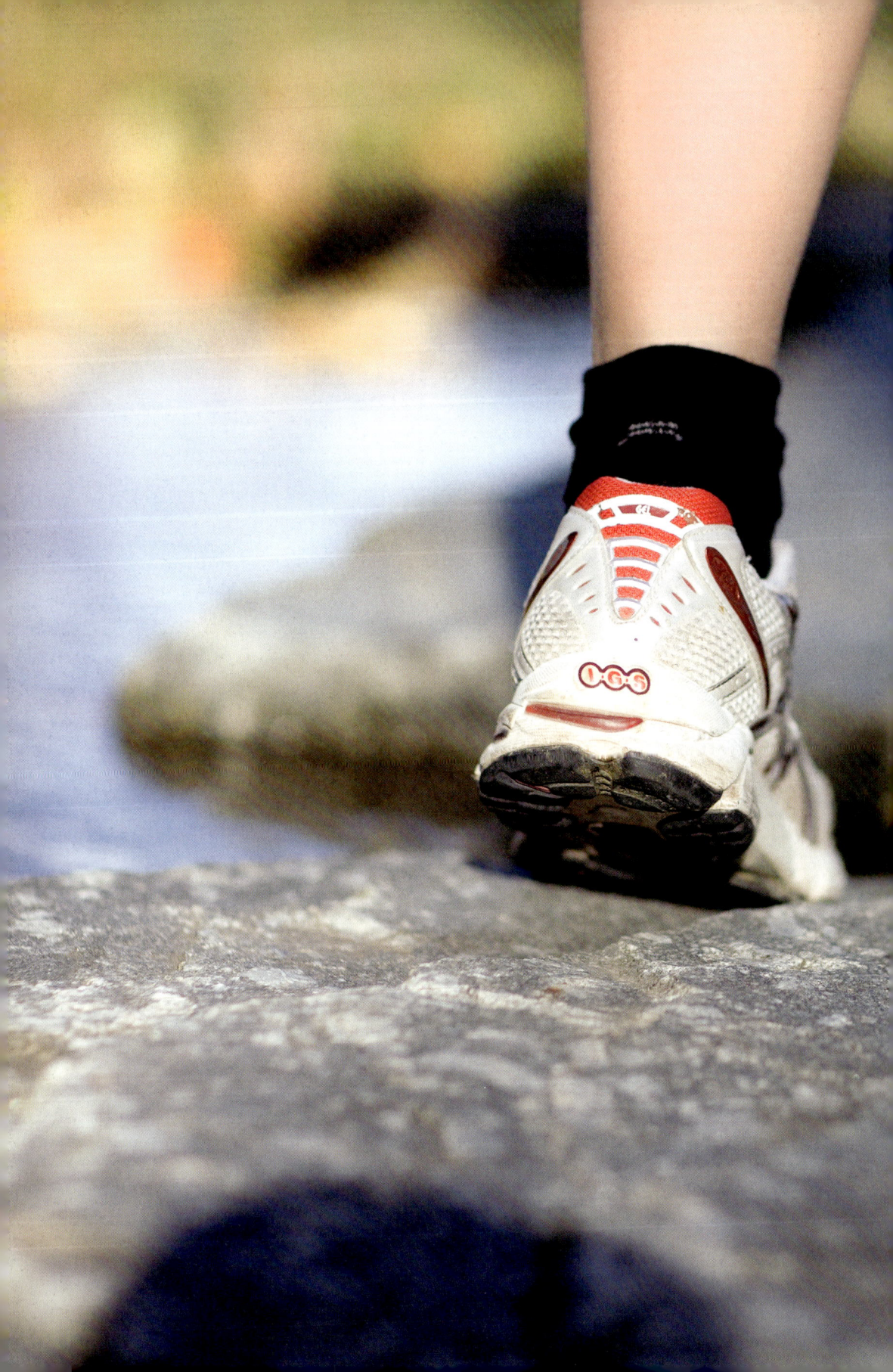

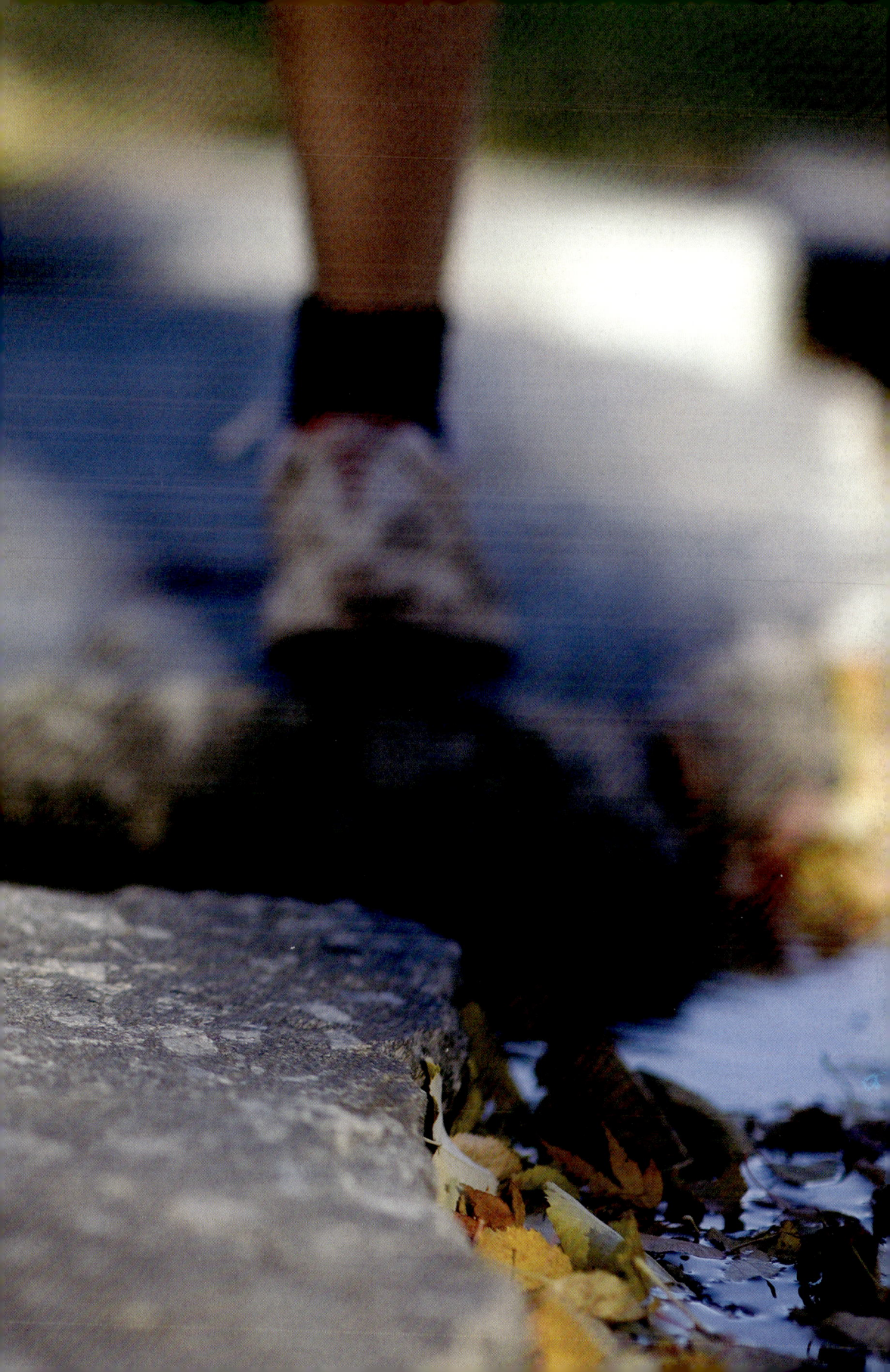

KRAMPFADERN ODER MAKELLOSE BEINE?

Ich möchte hier ausnahmsweise einen »richtigen« Ausflug in die Krankheit machen und ein wenig ausholen, um ein seit nahezu hundert Jahren schlecht aufgearbeitetes Thema kritisch zu beleuchten.

Krampfadern (Varizen, Varikose, Varikositäten) sind wohl eine der häufigsten Erkrankungen des zivilisierten Menschen. Wir finden sie in der westlichen Welt mehr als in jeder anderen Kultur. Und Krampfadern unterliegen den meisten Irrtümern, die mir jemals in der Schulmedizin begegnet sind. Es gibt nur ganz wenige wissenschaftliche Studien, und die meisten Ärzte geben Informationen wieder, die nirgendwo belegt sind. Vor allem werden Begriffe verwendet, die bestenfalls pseudowissenschaftlichen Charakter haben und nicht erklärt werden können.

So hört man häufig von Venenstau(ung), Wärme, enger Kleidung, Stöckelschuhen, Übereinanderschlagen der Beine, Bindegewebsschwäche, Rauchen, Thrombose und Embolie. Die meisten dieser Begriffe werden nie in einen konkreten Zusammenhang gebracht und führen so zu diversen Fehlvorstellungen. Andererseits ist das »offene Bein« (Ulcus cruris) in unserer Bevölkerung noch viel zu häufig, vor allem, wenn man bedenkt, dass es zu einem hohen Prozentsatz durch nicht behandelte oder »verschlampte« Krampfadern (Ulcus cruris varicosum) entsteht. Es kostet den Steuerzahler immenses Geld, ist schwer behandelbar, schmerzhaft, verläuft immer chronisch, führt immer in die Vernarbung, zu Bewegungseinschränkungen im Sprunggelenk und letztendlich mehr oder weniger in die Invalidität. Die meisten offenen Beine entstehen über Jahre aus dem Denken heraus, Krampfadern seien ein Schönheitsfehler und da brauche man nichts zu tun!

Hier ein neuer Denkansatz: Krampfadern sind eine Strömungsumkehr des venösen Blutstroms durch Insuffizienz von Venenklappen, ausgehend von den Übergängen des oberflächlichen in das tiefe Venensystem. Ursache ist die Schwerkraft, die beim sitzenden und stehenden Menschen – typisch für die westliche Zivilisation, bedingt durch den Lebensstil – zum Rückstrom »alten« venösen Bluts ins Bein führt, was unschöne Erweiterun-

KRAMPFADERN ODER MAKELLOSE BEINE?

gen und Schlängelungen der oberflächlichen Venen, Schwellungen und Schweregefühl durch Flüssigkeitsansammlung, Hautverfärbungen, (juckende) Ekzeme, Vernarbungen und eine erhöhte Verletzlichkeit der Haut nach sich zieht. Die Anfänge sind unscheinbar, oft ganz oben in der Leiste tastbar, mit ersten Symptomen an der Unterschenkelinnenseite oder hinten an Kniekehle und Wade. Die frühzeitige Behandlung mit restloser Sanierung jeglicher krankhafter Veränderung verhindert das Fortschreiten und letztendlich die Entstehung eines Beingeschwürs nach Jahrzehnten. Die Kosten sind vergleichsweise gering, die Menschen sind wieder frei von Leiden und haben schöne Beine. Sehr einfach!

Die Zusammenhänge im Einzelnen: Kinder bewegen sich mit Freude, unermüdlich und spielerisch, doch bald werden sie an die Schulbank gebunden, später an den Computer und an den Fernseher, sie werden von den Eltern, den Lehrern, den Medien und der Werbung in den »Ernst des Lebens« eingeführt – ihr Bewegungsdrang wandelt sich in wenigen Jahren zum Sitzbedürfnis. Der Konsum kalorienreicher und minderwertiger Kost (billige Fette, zuckerhaltige Getränke und Speisen, wenig Mikronährstoffe, später auch Alkohol) vergrößert den Fettpolster unter der Haut, die Bewegung wird durch Behäbigkeit zunehmend eingeschränkt, der Druck auf den Bauchraum nimmt zu.

Reicht die Elastizität der Venenwand am Übergang der Muskulatur ins Unterhautfettgewebe nicht mehr aus, kommt es zur dauerhaften Überdehnung der sogenannten Stammvenen beziehungsweise Perforanten (Querverbindungsvenen), die Venenklappen (Ventile) schließen nicht mehr vollständig – das Blut kann in die verkehrte Richtung ins Bein zurückfließen (von innen nach außen und von oben nach unten). Anfänglicher Pendelfluss mündet letztendlich in einen wirksamen Rückstrom (Reflux) bis in den Unterschenkel und Fuß. Wir sprechen in der Medizin von chronischvenöser Insuffizienz. Nicht das Erbgut, sondern die Erdanziehungskraft verursacht die Überdehnung, doch bei entsprechender Veranlagung kann das Leiden schon in jungen Jahren zwischen 15 und 25 entstehen. Für die Venenwandschwäche gilt dasselbe wie für eine vererbte sonnenempfindliche Haut: ohne Sonne kein Sonnenbrand und ohne Schwerkraft keine

KRAMPFADERN ODER MAKELLOSE BEINE?

Krampfadern! Daher ist die frühzeitige Korrektur die beste Voraussetzung, einem Fortschreiten des Leidens entgegenzuwirken und die Aussichten auf eine bessere Zukunft deutlich zu erhöhen. Zahnärzte halten es mit ihren Patienten ebenso: Je früher der Eingriff, desto besser sind die Aussichten!

Wer also Krampfadern an seinen Beinen bemerkt, geht zum Spezialisten – ja, zum Spezialisten, denn dieser erkennt mit einer einfachen, schmerzlosen Untersuchung (Ultraschall) das Ausmaß der Strömungsveränderung und kann mit kleinsten operativen oder sogar konservativen Eingriffen reagieren. Krampfadern sind ein Strömungsdefekt mit zunehmender Schädigung des anliegenden Gewebes und hässlicher Veränderung der Haut, weil die gesunden Venen Zusatzarbeit leisten müssen und fortschreitend geschädigt werden. Die Korrektur des Strömungsdefekts durch Unterbrechung des verkehrten Blutstroms sorgt für die Entlastung der überbeanspruchten, (noch) gesunden Venen und eine kosmetische Wiederherstellung der Haut und des Unterhautfettgewebes. Und auch hier gilt:

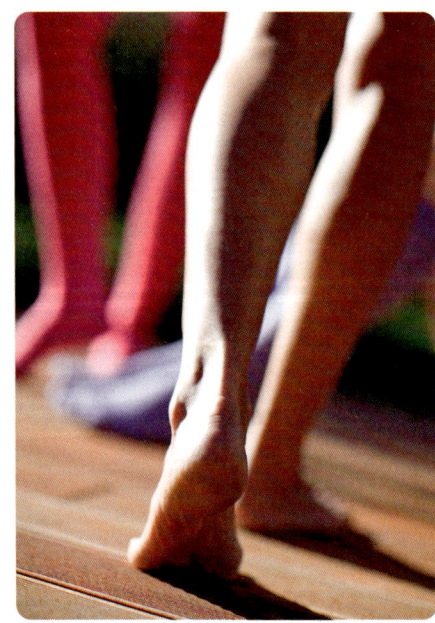

Je früher man handelt, desto größer sind die Chancen!

Für die verschiedenen Verfahren operativer Sanierung wird von der Medizintechnikindustrie – heute mehr denn je – Propaganda gemacht, die auch Ärzte als Sprachrohre einbezieht. Die Unterschiede der Behandlungsergebnisse liegen aber in erster Linie in der Betreuung und engmaschigen Nachbehandlung nach Operationen durch den jeweiligen Arzt, denn die guten Resultate sind die Folge eines konsequenten Behandlungsprogramms, das im Vorfeld geplant und besprochen werden muss. Erst

KRAMPFADERN ODER MAKELLOSE BEINE?

dadurch sind makellose Ergebnisse möglich. Der vorausblickende, gesundheitsbewusste Mensch achtet auf seine Beine wie auf seine Zähne. Gehen Sie zum Zahnarzt, um sich die Zähne »schön«, »sehr schön« oder »nicht ganz so schön« korrigieren zu lassen? Die Frage ist wahrscheinlich für die meisten eindeutig zu beantworten, denn erst wenn Ihr Zahnarzt alle Kraft in ein perfektes Ergebnis investiert, sind die Chancen auf ein anhaltend gutes Ergebnis hoch. Genauso ist es mit Krampfadern oder Besenreisern: Aus Restkrampfadern entstehen immer wieder neue, doch wo keine mehr sind, werden auch nicht so schnell wieder welche entstehen!

Mittels der sogenannten Nachverödung haben wir in den vergangenen zehn bis fünfzehn Jahren die tollsten Ergebnisse erreichen können. Die Operationen dienen der Minimierung der großen Krampfadern, die Nachverödung in den folgenden Monaten und Jahren verbessert das Resultat laufend. Und das Besondere daran: Wer im Frühstadium zur Behandlung geht, ist am schnellsten wieder makellos. Deshalb waren die jüngsten Patientinnen schon im Alter von fünfzehn Jahren bei uns in Therapie; sie erfreuen sich heute eines unbeschwerten Lebens und fühlen sich wieder wie ihre Freundinnen, die nicht davon betroffen sind.

Die Ursache von Krampfadern ist die Schwerkraft beim Sitzen und Stehen und das Nachgeben der Venenwände unter deren Einfluss. Schwangerschaften verschlechtern die Situation durch Hormone und Überdruck im Unterleib häufig zusätzlich, vielfach bildet sich aber ein großer Teil der Venen wieder deutlich zurück. Auch hier gilt: so bald wie möglich nach der Entbindung respektive dem Abstillen behandeln lassen. Frauen haben etwas häufiger Krampfadernleiden als Männer, die Schwangerschaften dürften ihren Teil dazu beitragen. Bei Männern werden Krampfadern durch den stärkeren Haarwuchs übersehen, außerdem sind Männer weniger gesundheitsbewusst als Frauen. Liebe Männer, hier sind wir aufgerufen, den Frauen nachzueifern, denn Krankheit kostet viel Geld und wird in Zukunft nicht mehr so »freigiebig« bezahlt werden wie bisher!

Früher war das Tragen von Kompressionsstrümpfen eine Plage, ganz besonders das Anziehen machte vielen zu schaffen. Heute ist das überhaupt kein Problem mehr, da rechtzeitiges Einschreiten und die einfachen Be-

KRAMPFADERN ODER MAKELLOSE BEINE?

handlungsmethoden ein langes Tragen nicht mehr notwendig machen. In unserer Praxis bekommen die Patienten einen Strumpf zur postoperativen Blutstillung verordnet, manche brauchen ihn schon am Tag nach der Operation nicht mehr. Sie können duschen, die Arbeit im Haushalt machen, einkaufen gehen und Büroarbeiten erledigen. Die meisten sind nach einer Woche wieder so fit, dass sie normalen Sport betreiben können. Nur wenige – jene, die erst nach vielen Jahren und Jahrzehnten bestehenden Leidens vorstellig werden und fingerdicke Krampfadern mit sich tragen, vielleicht auch schon deutliche Zeichen einer Haut- und Unterhautvernarbung aufweisen – benötigen ein oder zwei weitere Wochen zur Genesung. Der Schlüssel liegt in der zarten, minimal-verletzlichen Operationstechnik: Wer wenig verletzt wird, braucht auch nicht lang zur Heilung. Auch die Narkoseverfahren sind den bescheiden kleinen Operationen angepasst, sodass die Patienten nur wenig beeinträchtigt sind und trotz Vollnarkose – und natürlich auch Formen der Teilnarkose (Lumbal-, Regional- und Lokalanästhesie) – tageschirurgisch versorgt werden können.

Auch Verödungsbehandlungen brauchen bei entsprechend zarter und cleverer Vorgangsweise keine besondere Bestrumpfung mehr. Am Tag der Behandlung ist sie allerdings ein absolutes Muss, um der Thrombosegefahr der tiefen Beinvenen, verursacht durch die Verödungssubstanz, entgegenzuwirken. Diese klingt allerdings in wenigen Stunden wieder ab und wird ganz besonders durch aktive Bewegung bereits unmittelbar nach der Behandlung beziehungsweise in den Stunden darauf deutlich minimiert. Am Tag darauf sind vielfach keine bis nur geringe Beschwerden übrig. Egal, ob jemand zur Nachverödung nach einer Operation oder lediglich zur Behandlung der Besenreiser kommt, in durchschnittlich ein bis zwei Sitzungen von zirka einer Stunde sind beide Beine zur Gänze verödet, dann folgt ein halbes Jahr der Heilung und Regeneration, worauf die nächsten Sitzungen für die restlich bestehenden Varikositäten anstehen. Nach eineinhalb bis zwei Jahren halbjährlicher Behandlungsrhythmen sind die Ergebnisse zu einem hohen Prozentsatz so, dass bei einer Begegnung auf der Straße oder am Badestrand nichts mehr zu erkennen ist. Weitere »Instandhaltungssitzungen« sollten anschließend in jährlichen oder mehrjährigen Abstän-

KRAMPFADERN ODER MAKELLOSE BEINE?

den durchgeführt werden, um das Ergebnis, wenn nötig, zu optimieren beziehungsweise aufrechtzuerhalten.

Im Rahmen dieser einfachen Behandlungen empfehlen wir den Patienten zunehmend den Sport- oder Modekompressionsstrumpf oder auch die Sportkompressionshose, wie ich sie selbst gern für lange ermüdende Autofahrten, besonders in der Nacht, benütze. Der Modekompressionsstrumpf zeichnet sich, abgesehen vom perfekten Aussehen, durch seine Bequemlichkeit beim An- und Ausziehen aus, er ist tragefreundlich, faltenfrei, man gleitet in jeden Schuh hinein und hat das Empfinden von »zarter Umarmung« und behaglicher Vibration. Krampfadern loszuwerden ist heute schon »fast ein Kinderspiel« und Bestandteil gesunder Lebensweise. Die Eingriffe sind großteils so wenig beeinträchtigend, dass der Arbeitsprozess nur kurzzeitig unterbrochen werden muss – manchmal gar nicht mehr – und die Betroffenen keine nennenswerten Schmerzen und Strapazen mehr ertragen müssen.

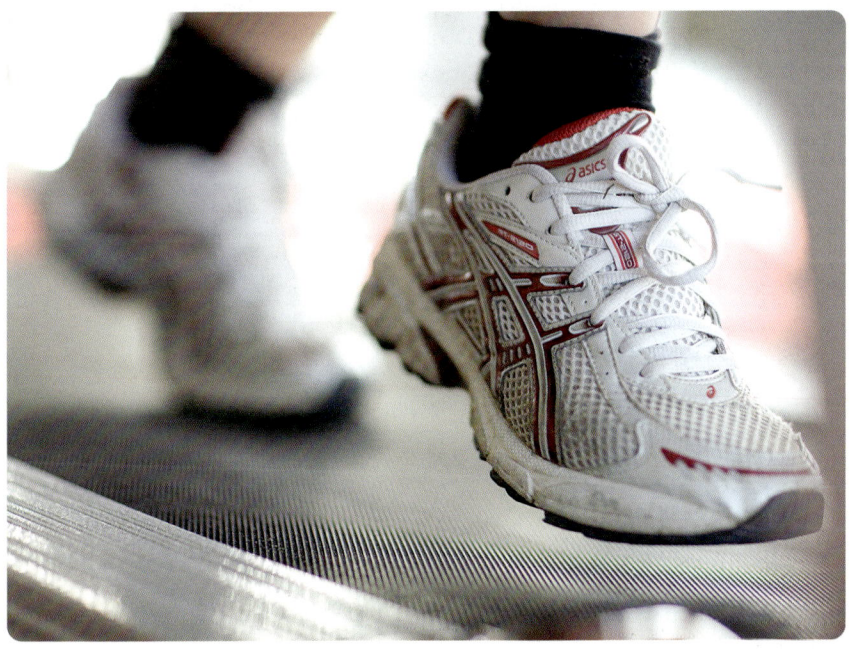

KRAMPFADERN ODER MAKELLOSE BEINE?

Krampfadern rechtzeitig zu behandeln, zahlt sich wirklich aus!

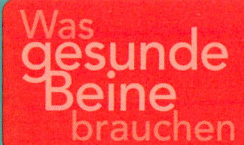

Ein überwiegender Teil der europäischen Bevölkerung lebt jedoch gedanklich noch in den Zeiten schwer entstellender Krampfadernoperationen, als man sich großer Zangen und Scheren zur Entfernung der unschönen Venenvergrößerungen bediente, viele große Hautschnitte anlegte und die Patienten wochenlang »außer Gefecht setzte«. Damals wurden viele wieder nach Hause geschickt und vertröstet, in fünf oder in zehn Jahren wiederzukommen, wenn die Krampfadern erst richtig groß wären und »das Operieren einen Sinn mache«!

Heute, im Zeitalter der Gesundheit, dem Trend der Gesunderhaltung von Geist und Körper, ist das unvorstellbar. Kein modern denkender Mensch würde heute noch die Empfehlung geben, ein herannahendes Leiden weiter hinauszuschieben, jeder Arzt würde den Patienten zum Experten und zur frühzeitigen Sanierung schicken, jede Mutter ihre Tochter motivieren, ehestmöglich etwas zu unternehmen. Deshalb ist jetzt die Zeit gekommen, aufzuklären, Taten zu setzen, Ärzteschaft wie Patienten zu informieren. Heute gibt es minimal verletzliche Behandlungsmethoden und eine enge Patientenbegleitung. Das Behandlungsprogramm erstreckt sich zwar immer noch über einen längeren Zeitraum, doch der Aufwand, die begleitenden Schmerzen, das Zeitinvestment sind vergleichbar gering – so wie beim Zahnarzt. Ich wünsche mir, dass wir in den nächsten Jahren in der Diagnostik und Therapie der Varikose all das aufholen, was uns die Zahnärzte bei den Zähnen voraushaben, und wir so die schweren Komplikationen (»offenes Bein«) mitsamt den hohen Kosten unwiderruflich zur Vergangenheit machen. Gleichzeitig freue ich mich, all den vielen Frauen, aber auch Männern den Leidensdruck kosmetisch störender, hässlich entstellender Venenzeichnung an den Beinen wegnehmen zu können. Vergessen Sie nicht: Wir Menschen sind ein Produkt aus Körper und Geist. Und wenn der Geist nicht glücklich ist, leidet auch der Körper!

KRAMPFADERN ODER MAKELLOSE BEINE?

Und damit wieder zurück zur Gesundheit. Wie kann man die Entstehung von Krampfadern verhindern? Was kann man tun, um sich schöne, gesunde Beine ein Leben lang zu bewahren? Sie haben inzwischen schon fast ein ganzes Buch über gesunde Beine gelesen und viele Tipps und Empfehlungen bekommen, wie Sie Ihr Leben ändern können, um lange in bester Gesundheit zu leben. Dennoch muss man im Zusammenhang mit Krampfadern und Besenreisern leider eingestehen, dass die heutigen Lebensumstände, die Kultur, in der wir leben, einen entsprechenden Lebensstil nur schwer zulassen. Es begänne eigentlich damit, dass wir nach Vorbild der Nordamerikaner die Beine auf den Schreibtisch legen müssten, statt brav und seriös am Tisch zu sitzen und das Blut ins Bein versacken zu lassen. Wir müssten vielleicht nach dem Vorbild der Asiaten am Boden sitzen, unsere Beine verschränken und von 30 Zentimeter hohen Tischen essen oder, wie die Araber, auf Polstern in halb liegender Stellung verbringen. Vielleicht müssten wir es den Schwarzen Afrikas nachmachen, die mit stark abgewinkelten Beinen stundenlang in hockender Stellung am Boden kauern, ohne Müdigkeit zu verspüren oder – wie fälschlich angenommen wird – ein Venenleiden zu bekommen. Wir müssten mehr Bewegung im Stehen machen, wir sollten Stiegen bevorzugen und den Fahrstuhl meiden, wir sollten die Rolltreppe hinaufgehen und nicht stehen bleiben, wir sollten im Stehen statt im Sitzen arbeiten, vielleicht sogar dabei gehen oder auf weicher Unterlage (fast) barfuß stehen. Wir müssten das Verhältnis von Aktivität und Entspannung bewusster gestalten, das Berufsleben darauf ausrichten, und wir müssten die Schwerkraftbelastung auf das Unterschenkelgewebe durch mehr Wadenmuskelarbeit ersetzen und öfter aktive Phasen der Regeneration nach dem Vorbild asiatischer Kulturen dazwischenschalten.

Aus eigener Erfahrung in der Familie und aus Erfahrung mit den Patienten in meiner Praxis kann ich momentan jedoch wenig Hoffnung auf einen raschen Erfolg machen, doch ich bin der sicheren Überzeugung, dass sich in den nächsten Jahrzehnten mit dem stetig steigenden Bewusstsein um optimale Gesundheit auch die Anzahl der Krampfadern-Patienten deutlich reduzieren wird. Betroffene Menschen kommen nicht darum herum, ihre Venenveränderung korrigieren zu lassen, und wenn sie sich frühzeitig in Be-

KRAMPFADERN ODER MAKELLOSE BEINE?

handlung begeben, sind ihre Aussichten sehr gut. Zunächst geht es darum, bestehende Varikositäten voll und ganz zu beseitigen und gleichzeitig das Bewegungspensum, die Regenerationsmaßnahmen, die Umfeldgestaltung und das Ernährungsbewusstsein zu erhöhen. Besonders der mikronährstoffreichen Ernährung wird große Bedeutung bei der Aufrechterhaltung der Venenwandfestigkeit zugeschrieben, wissenschaftlich im Detail nachgewiesen sind die Nährstoffdefizite allerdings noch nicht. Man kann jedoch davon ausgehen, dass vor allem Besenreiser mit fehlenden Substanzen im Körper in Verbindung gebracht werden können. Gerade bei jungen Frauen mit starker Neigung zu Besenreisern liegt ein solches Defizit nahe.

Die Bemühungen der naturheilkundlichen Medizin wecken große Hoffnungen, die Mängel in Zukunft mit modernen Methoden messtechnisch diagnostizieren, wissenschaftlich untermauern und mit gezielten Verhaltensänderungen verbessern zu können. Gesundheit kann nur trainiert werden, das heißt, man muss sein Leben selbst in die Hand nehmen, Irrtümer aus der Welt schaffen, Veränderungen selbst herbeiführen und sich ständig informieren und weiterbilden. Im Zeitalter des Internets sollte das kein

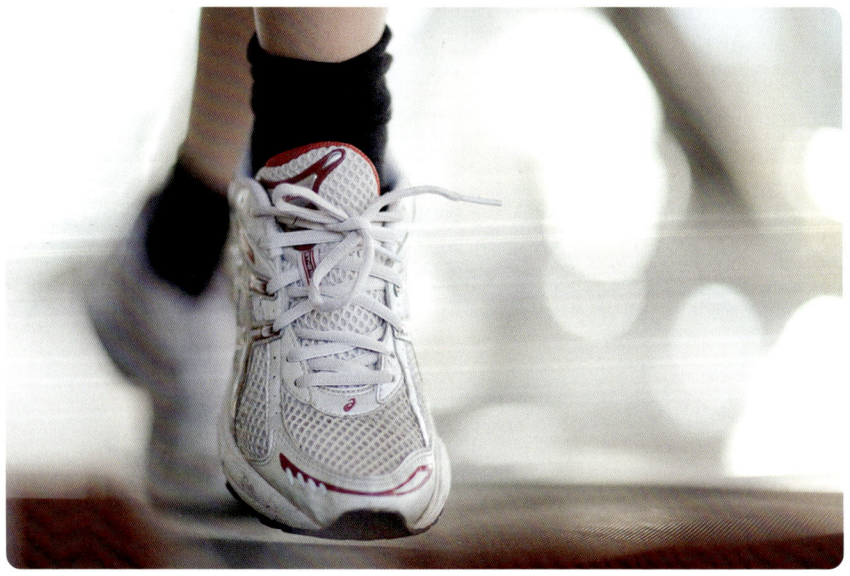

KRAMPFADERN ODER MAKELLOSE BEINE?

Problem mehr sein. Irgendwann läuft in jedem Haushalt, an jedem Arbeitsplatz, an jeder Tankstelle, in jedem Geschäft, Tag und Nacht ein PC – wie der Kühlschrank (und leider in manchen Haushalten auch der Fernseher!) – und Sie können jegliche Art von Information, die Sie wollen oder gerade dringend brauchen, bekommen: Just google! Der Vorteil des Internets ist die Informationsvielfalt bei gleichzeitiger Informationsfreiheit; der Nachteil ist die Wahlfreiheit und die Schwierigkeit, aus dem endlosen Angebot und der Meinungsvielfalt »das Richtige« herauszufiltern.

Die extreme Beschleunigung unseres Lebens erfordert Entschleunigung. Sie können die Beschleunigung zwar nicht verhindern, Sie können sich ihr aber anpassen. Übrigens, unsere Kinder und Enkelkinder sind bereits dabei! Jetzt heißt es bloß noch, Ihre Beine, Gelenke, Muskeln, Sehnen, die Wirbelsäule und deren Koordination zu korrigieren und zu trainieren. Machen Sie sich auf den Weg, Sie haben jetzt verstanden, dass alles ein Ganzes ist und die Einflussnahme auf ein Teilstück allein nicht ausreicht, vielleicht nichts bewirkt oder gar zum Gegenteil führt. Machen Sie es wie Münchhausen und ziehen Sie sich selbst an den Haaren aus dem Sumpf, die sozialen Systeme werden es Ihnen danken. Am Anfang ist es nicht leicht, doch Weiterbildung öffnet neue Tore, schafft neue Sichtweisen und befreit Sie von Irrtümern und Mythen.

Sie wissen es inzwischen:
Der Körper folgt immer dem Geist!

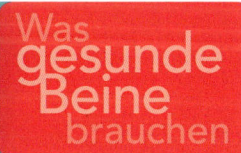

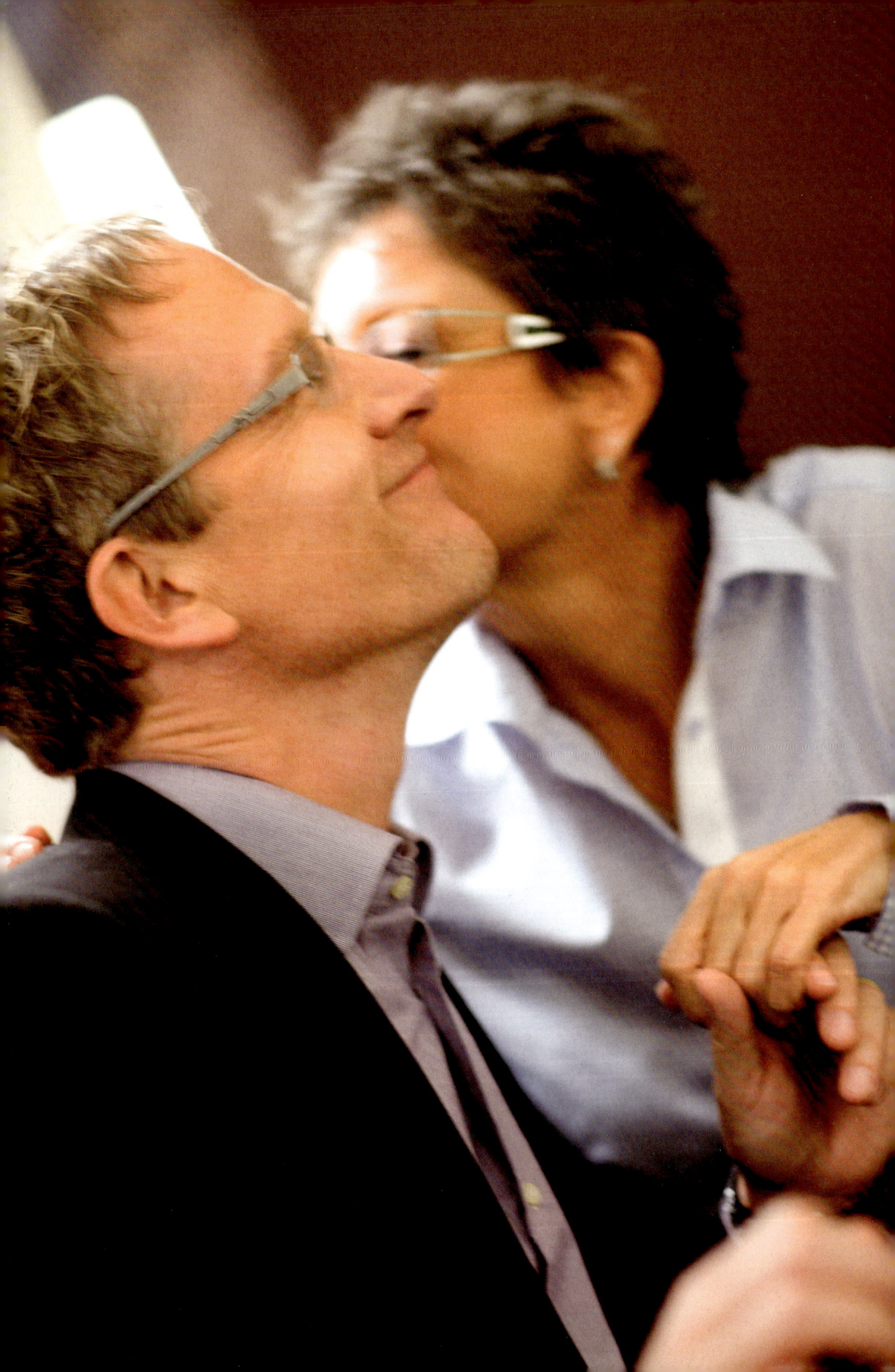

Kapitel 15

MEINE FRAU UND ICH WERDEN 120

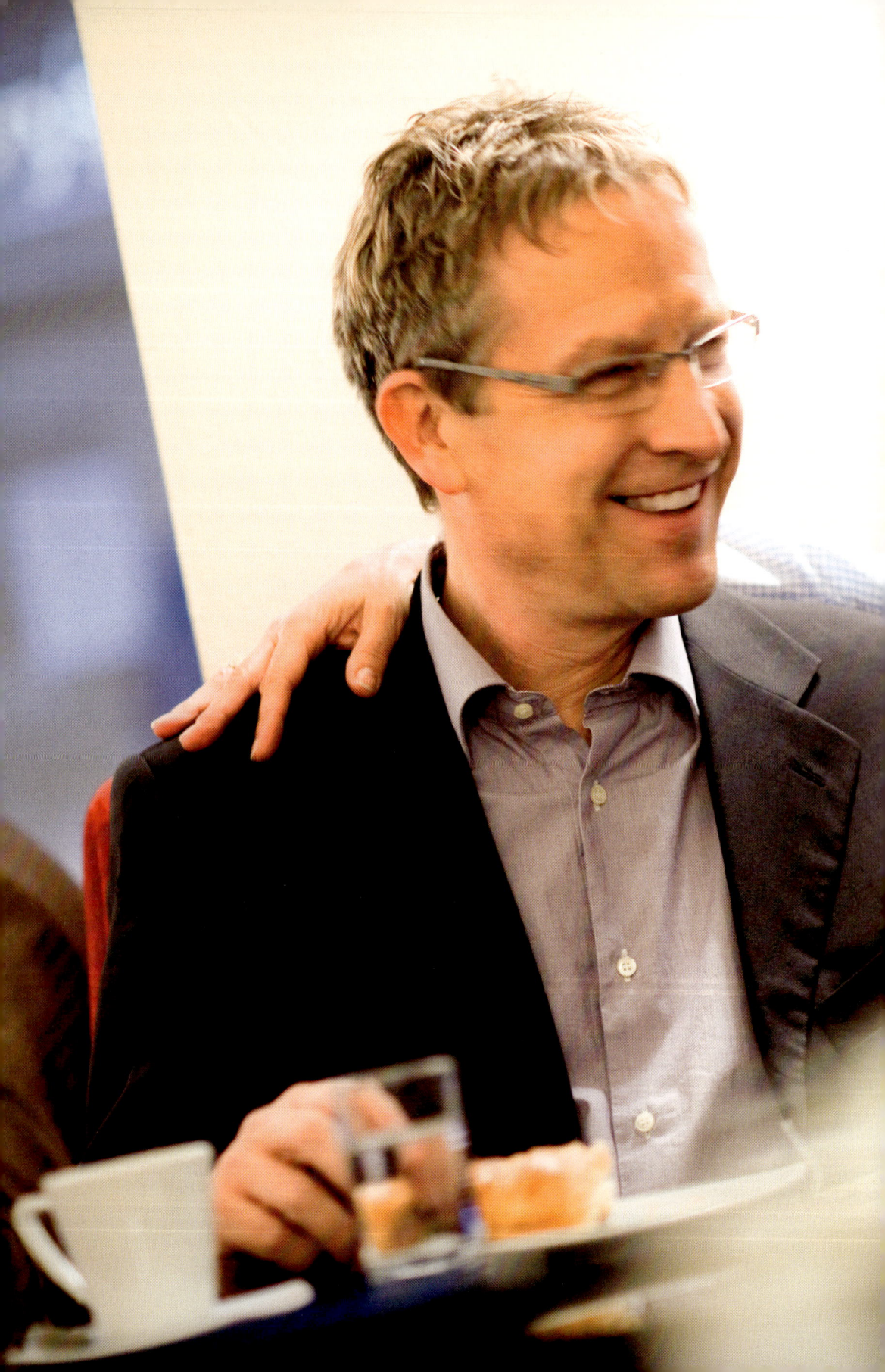

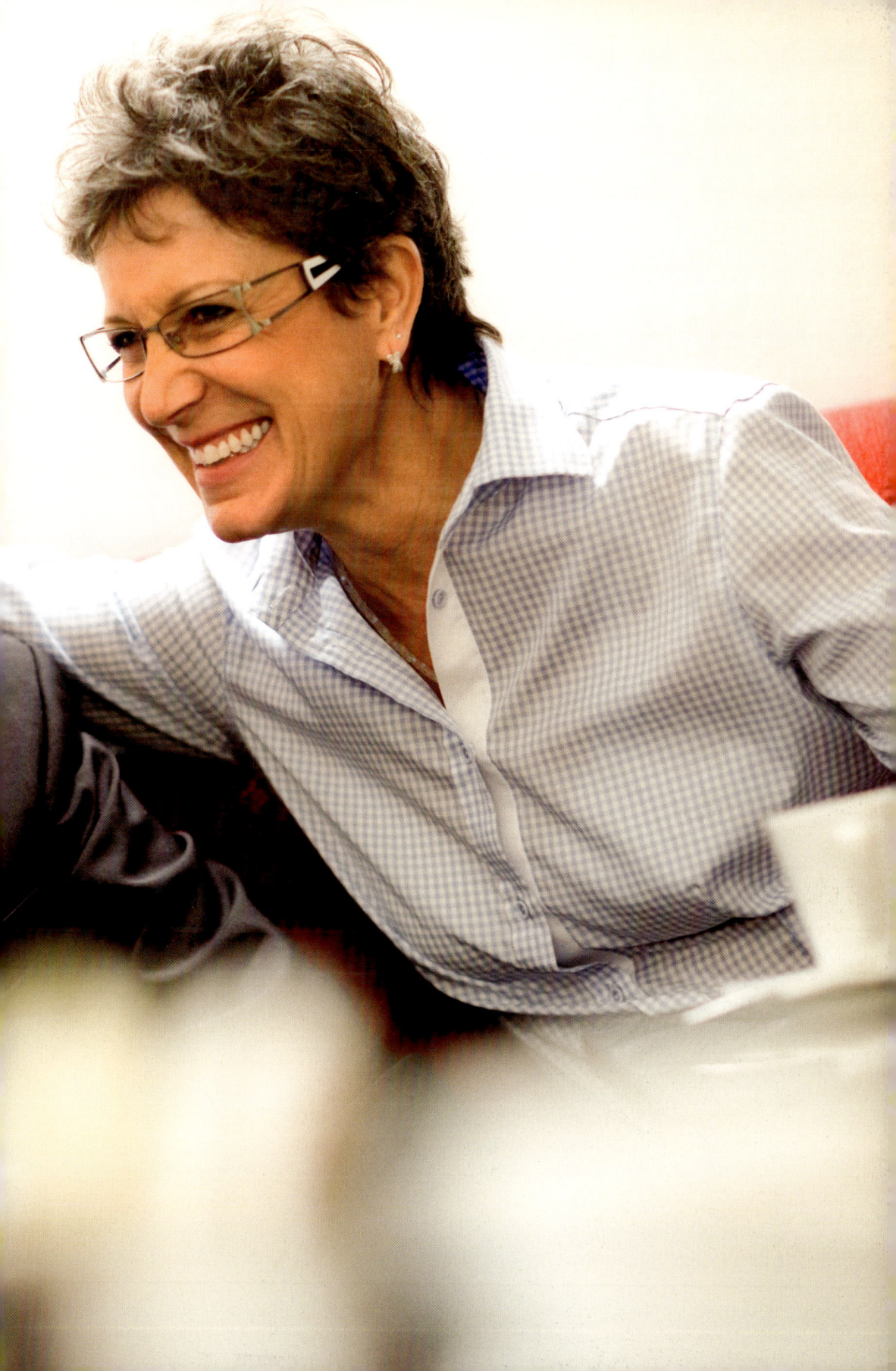

MEINE FRAU UND ICH WERDEN 120

Inzwischen teilen Sie sicher mit mir den Wunsch, so richtig alt werden zu wollen. Dreistellig? … und dabei jung zu bleiben, fit, flink auf den Beinen, rege im Kopf, vielleicht nicht mehr selbst Auto zu fahren, aber den Führerschein doch noch zu besitzen. Ich stelle mir vor, dass ich mich chauffieren lasse, das ist bequemer, oder dass ich noch immer im Cockpit eines Sportflugzeugs sitze, nicht mehr selbst als Pilot, aber um ein paar Kurven doch noch selbst zu fliegen. Warum nicht?

Ich habe in meinem Bekanntenkreis ältere Menschen, die gehören tatsächlich zu jenen, die noch so rüstig sind, Sport betreiben, rege an Diskussionen mit viel Jüngeren teilnehmen, die ihre Erfahrungen weitergeben und noch Visionen haben, wie denn das Leben in fünf oder zehn Jahren sein könnte. Das heißt nicht, dass sie nicht schon schwere Zeiten durchgemacht hätten, Unfälle hatten, länger krank waren, familiäre oder berufliche Niederlagen erleben mussten, ja, sie sind alle Zeitzeugen des Zweiten Weltkriegs, waren an der Front oder im Luftschutzkeller, manche haben sogar noch den Ersten Weltkrieg erlebt. Wahrscheinlich ist alles wirklich nur eine Frage der Sicht der Dinge. Auch meine Großeltern mütterlicherseits erreichten beide ein Alter jenseits der Neunzig und ich kann mich gut erinnern, dass sie das Leben genossen haben.

> *Alt zu werden ist eine Ehre, dabei jung zu bleiben ist beinahe ein Geniestreich.*

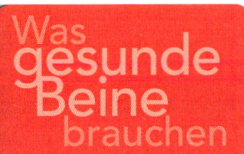

Ich erinnere mich an die Aussage eines Biologen, der meinte, dass die Menschen von den genetischen Voraussetzungen her 500 Jahre alt werden könnten, was lediglich an zwei Dingen scheitere: Erstens glaubten sie nicht daran und zweitens seien die ersten 80 bis 100 Jahre die schwersten, danach ginge es leicht. Ich weiß nicht, ob das ein Scherz war, aber ein Körnchen Wahrheit steckt mit Sicherheit darin. Man muss sich nur in Erinnerung rufen, dass die meisten Menschen in der westlichen Welt an Herz-Kreislauf-Erkrankungen, also an Komplikationen der Arterienverkalkung, und an Krebs sterben.

Wenn wir alle Ursachen der Arterienverkalkung zusammenfassen, so sind diese fast ausschließlich eine Folge ungesunder Lebensweise. Dabei möchte ich gar nicht vordergründig vom Rauchen reden, ich denke da in erster Linie an die Ernährung, an Mikronährstoffe, eine schlanke Figur, Bewegung und ein stressfreies, harmonisches Leben. Ein Mensch, der sich vorbildlich in den **5 Säulen der Gesundheit** bewegt, erlebt nur eine ganz langsam fortschreitende Verkalkung seiner Blutgefäße. Vitamine, Spurenelemente, sekundäre Pflanzenbegleitstoffe, wie etwa das Allicin im Knoblauch, Kalzium, Magnesium, Natrium (zum Beispiel Himalaya-Salz) und Kalium als Mineralien, die der Gewebsübersäuerung entgegenwirken, Ballaststoffe, die durch eine verbesserte Dickdarmfunktion dazu beitragen, den Cholesterinspiegel niedrig zu halten, oder Omega-3-Fettsäuren, zum Beispiel aus Krill, Makrelen und Lachs, sind nur ein paar von Tausenden von Substanzen, die Einfluss auf die Arterienverkalkung nehmen. Moderate Bewegung steigert den HDL-Cholesteringehalt im Blut und verbessert das Verhältnis zum Gesamtcholesterin, Antioxidantien werden verstärkt produziert und freie Radikale abgefangen. Ein maximaler Fettanteil von 10 bis 20 Prozent an der Gesamtkörpermasse optimiert die Bauchspeicheldrüsenfunktion und den Insulinhaushalt, regelmäßige, rhythmische An- und Entspannung wirkt auf Hormon- und Enzymsysteme und harmonisiert den Geist, der unmittelbar mit der Kommandozentrale Gehirn verschaltet ist.

Wenn wir uns nochmals daran erinnern, dass chronische Krankheiten – ganz besonders die zweithäufigste Todesursache unserer Gesellschaft, der Krebs – die Folge ungesunder Lebensweise sind, finden wir einen nächsten ermunternden Ansatz zu einer durchschlagenden »Überlebensstrategie«. Krebs ist nach den Erkenntnissen der Naturheilkundlichen Medizin eine Mitochondropathie, die als Folge schlechter Sauerstoffversorgung und gestörter Lichtquantenübertragung in den Atmungsketten der Mitochondrien ausgelöst wird.

MEINE FRAU UND ICH WERDEN 120

Die Ursachen dafür sind immer dieselben: Die Menschen leben im Stress, die Luft bleibt ihnen im wahrsten Sinn des Wortes weg, sie atmen nur flach und gehemmt, frühkindliche Programmierungen hemmen sie, Schwermetalle belasten sie, atmungsaktivierende Bewegung wird durch Arbeit am Schreibtisch ersetzt, unzählige Aufgaben werden unerledigt in den Schlaf mitgenommen und die Nacht zum Tag gemacht. Der gestresste Mensch leidet an chronischer Erstickung! Mikronährstoffarme Ernährung führt zu unzähligen Defiziten in den Stoffwechselprozessen der Zelle, die Anflutung freier Radikale ist immens, Antioxidantien fehlen allerorts, die Kraftwerke der Zelle leiden unter Sauerstoffmangel. Sie sind gezwungen, die Energiegewinnung ohne Anwesenheit von Sauerstoff (anaerob) zu bewältigen, wechseln von der Verbrennung in die Vergärung und beginnen sich entsprechend ihrer entwicklungsbiologischen Vorprogrammierung ungeregelt zu teilen und zu vermehren – ein bösartiger Tumor entsteht.

Eine gesunde Lebensweise, wie in diesem Buch beschrieben, durch Drehen in der Erfolgsspirale der **5 Säulen** bedeutet, die von der Natur für ein langes Leben geschaffenen Systeme und Mechanismen entsprechend zu nützen. Selbst wenn Krankheit naht, bleibt noch viel Kapazität übrig,

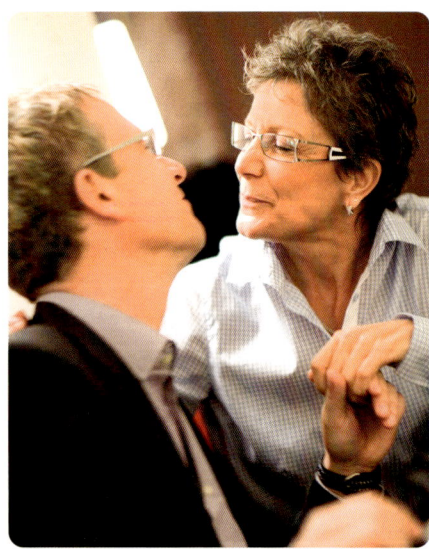

um – wie das Beispiel von Lance Armstrong zeigt – schlimmste Lebenssituationen zu bewältigen, ja sogar noch Meisterleistungen zu erbringen. Oft werden solche Zusammenhänge als Glück beschrieben, aber ich vermute, Menschen, die solch bravouröse Taten vollbracht haben, würden es mir übel nehmen, wenn ich diesen Begriff verwendete. Ich habe ganz im Gegenteil den größten Respekt vor solchen Leistungen und nehme mir diese Menschen zum Vorbild, denn was sie geschafft haben sind nicht

MEINE FRAU UND ICH WERDEN 120

einmal die medizinischen Lehrbücher zu erklären imstande. Versteht man aber die Einheit von Körper und Geist, das Zusammenspiel von geistiger Information und körperlichen Auswirkungen über die Schnittstelle Bindegewebe, wird rasch klar, warum es sich hier nicht um Glück, sondern um erbrachte Leistung handelt. Ich habe mich in all den Jahren als Arzt immer wieder gefragt, warum es Menschen gibt, die trotz hoffnungsloser Prognose seitens der Schulmedizin überleben und oft sogar wieder ganz gesund werden. Heute habe ich für mich die Antwort gefunden.

Vielleicht wissen Sie jetzt auch, warum ich Ihnen und vielen anderen Menschen so hoffnungsvoll Mut zusprechen möchte, an das Gute in Ihnen und im Leben zu glauben. Diese Gedanken sind auf einem festen Fundament gebaut, sie sind befreit von Irrtümern und Mythen, sie sind tausendfach hinterfragt, praktisch überprüft und in zahlreichen Lebenslagen bewiesen. In diesem Zusammenhang möchte ich noch- einmal auf den Sport und auf die Sportwissenschaften hinweisen, wo mithilfe neuer Erkenntnisse aus der Biologie herausragende, manchmal verstandesmäßig kaum mehr nachvollziehbare Leistungen erbracht werden. Sie sind der Beweis, dass Dinge im Leben möglich sind, die wir im normalen Alltagsleben nicht für möglich halten, aber der Lebenswettkampf erfordert manchmal auch im Alltag solch außergewöhnliche Leistungen – dann hilft es uns, wenn wir wissen, dass diese tatsächlich möglich sind.

Gesund zu sein bedeutet, alt zu werden und dabei immer jung zu bleiben. Vielleicht, liebe Leserin, lieber Leser, beginnen Sie jetzt auch daran zu glauben, dass die ersten 80 bis 100 Jahre, so schwer sie auch sein mögen, auch für Sie erfolgreich zu meistern sein können. Natürlich müssen Sie Hindernisse überwinden und vielleicht einmal einen schweren Unfall oder schwere chronische Krankheit überstehen, dann aber braucht Sie nichts mehr aufzuhalten, munter und fröhlich auf die 120 zuzugehen.

> *Gesund zu sein bedeutet, alt zu werden und dabei immer jung zu bleiben.*

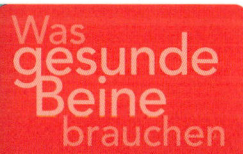

MEINE FRAU UND ICH WERDEN 120

Vielleicht verstehen Sie jetzt auch, warum ich mich für das Thema »Gesunde Beine« entschieden habe, Sie brauchen sie ja bis zum letzten Tag. Mir ist in den Jahren meiner medizinischen Tätigkeit klar geworden, welche Aufgaben wir vom Universum übertragen bekommen haben, und ich musste erkennen, dass es nicht um die Arbeit im Schweiße meines Angesichts, sondern um die Erfüllung eines Lebensauftrags geht, und dafür braucht es viel Gesundheit. Gesunde Beine tragen mich durchs Leben, und ich freue mich, wenn möglichst viele nette Menschen mich noch lange auf diesem aufregenden Weg begleiten. Zahlreiche Krankheiten, die mir in meiner Karriere begegnet sind, fesselten die Menschen lange, manchmal lebenslang ans Bett. Vielen stand Angst, Trauer, Reue oder Wut ins Gesicht geschrieben, und so mancher hätte wahrscheinlich vieles ganz anders gemacht, wenn er dafür eine zweite Chance bekommen hätte. Und genau deswegen bin ich schließlich aufgestanden und habe den Schreibstift zur Hand genommen – ja, ja, es war natürlich die Tastatur des Computers –, um niederzuschreiben, wie man es schon beim ersten Mal besser machen könnte. Ich habe einige Pioniere und Unternehmen vorgestellt, um zu zeigen, dass ich nicht allein bin und Sie sich bereits in bester Gesellschaft kreativer Denker fühlen dürfen, auch wenn die notwendigen Gedanken noch nicht alle zusammengetragen sind. Wissenschaft und Industrie arbeiten intensiv an Anti-Aging-Projekten, faszinierende Ideen und Erfindungen beschleunigen den Trend – wir gehen auf eine spannende Zeit zu. Ich möchte mich bei all diesen Menschen bedanken, denn sie gemeinsam sind die Wegbereiter für die Gedanken, die mich das Leben in den nächsten zehn oder zwanzig Jahren erahnen lassen, wie ich es in diesem Buch zusammengefasst habe.

Stehen Sie auf, gehen Sie an die Tür, gehen Sie ein paar Schritte hinaus und fühlen Sie Ihre Beine. Erspüren Sie die unsagbaren Möglichkeiten, die Ihnen offenstehen, sich vorwärtszubewegen. Vorne liegen die Ziele, in der Zukunft können Sie etwas verändern.

Es gibt ein einziges Wunder auf dieser Welt, das Wunder des Lebens – und wir alle werden auch in Hinkunft immer etwas Besonderes tun müssen, um es wertvoller und schöner zu gestalten.

DANKE

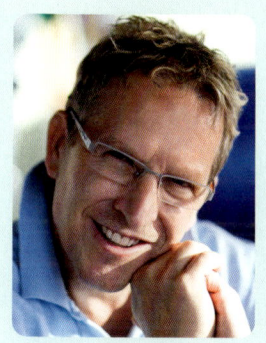

Danke möchte ich sehr vielen Menschen sagen, ganz besonders aber jenen, die mich auf dem Weg zu diesem Buch begleiteten. Allen zuvorderst meiner Frau Raingard, die stets mit Rat und Tat an meiner Seite steht und besonders im Zuge der Entstehung des Buches ganz viel Stärke bewiesen hat – das muss Dir jemand erst nachmachen!

Ganz weit am Anfang steht aber auch ein großer Mann, der mich die Kunst der Gefäßchirurgie lehrte und es mir heute möglich macht, die Gesundheit der Beine vor dem Spiegel der Krankheit zu erkennen und zu erklären: Danke, Gerhard, danke Herrn Univ.-Prof. Dr. Gerhard Flora. Er ist darüber hinaus der »geistige Vater« des ÖAMTC-Christophorus-Notarzt-Hubschrauber-Systems in Österreich und stellte mich einst in leitende Funktion, um auch dort die Höhen und Tiefen des Lebens verstehen zu lernen. Später gründete ich meine eigene Praxis für Gefäßchirurgie, wo unzählige Patienten mich vor Probleme stellten, die ich im Laufe der Jahre lösen lernte, und die heutige Einfachheit der Sichtweise zu den Dingen daraus resultierte. Auch ohne meine ständigen Mitarbeiter, den vielen engen Geschäftspartnern und den Freunden an meiner Seite wäre dieses Buch nicht entstanden. Wie oft wurde ich durch kritische Fragen zu komplexen Themen wachgerüttelt, um Antwort zu geben? Viele dieser Antworten stehen heute in diesem Buch!

Ein ganz besonderes Danke gilt Miriam Kuen, die sich wagemutig der Herausforderung stellte, kurz entschlossen bereit war, für die Ideen einer »Neuen Gesundheit« Modell zu stehen, und mich tagelang unermüdlich bei den Fotoshootings begleitete. Miriam, du warst super! Hier gilt es auch all jenen zu danken, die uns mit Locations und Requisiten unterstützten, was den Bildern in diesem schönen Buch einen besonderen Stempel aufsetzte. Und ohne einen so brillanten Fotografen wären sie alle nicht entstanden, deshalb auch Dir, Thomas, hier ein ganz herzliches Dankeschön. Requisiten und Locations wurden dankenswerterweise gestellt von:

• Café Katzung, Innsbruck • Harreither GmbH • Kolsana Ärztehaus Kolsass kybun AG • medi ultimate compression technology • Parkhotel Igls – Gesundheit im Zentrum • Pelzmoden Noack, Innsbruck • Schloss Friedberg, Volders • Sport Spezial, Innsbruck • Sportplatz Marktgemeinde Wattens • Stift Fiecht • Swarovski Kristallwelten, Wattens.

KONTAKTADRESSEN

Dr. med. univ. Edgar Raschenberger
E-Mail: bestseller@gesunde-beine.info

ENOH® Gesundheitszentrum Innsbruck
Salurner Straße 15, A-6020 Innsbruck
Tel: +43-(0)50-6020
E-Mail: center.innsbruck@enoh.eu
Web: www.enoh.eu

Venesthetic® Venenzentrum Tirol
Dr. med. univ. Edgar Raschenberger
Salurner Straße 15, A-6020 Innsbruck
Tel: +43-512-5885522
E-Mail: office.at@venesthetic.com
Web: www.venesthetic.com

Intellibiz Worldwide Network
Salurner Straße 15, A-6020 Innsbruck
Tel: +43-512-5885521
E-Mail: office.at@intellibiz.at
Web: www.intellibiz.at
www.win2win.at